AF309092

DES EAUX SALINES

PURGATIVES

DE

NIEDERBRONN (Bas-Rhin),

PAR

LE Docteur KLEIN.

Qui bene purgat bene curat.

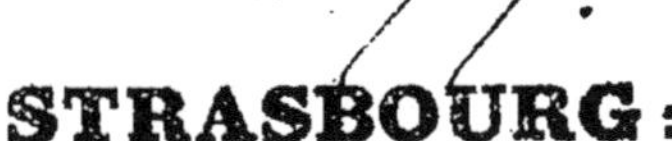

STRASBOURG:

IMPRIMERIE HUDER, RUE DES VEAUX, 27.

1857.

TABLE DES MATIÈRES.

TROISIÈME PARTIE.

Application des eaux de Niederbronn au traitement de différentes maladies.

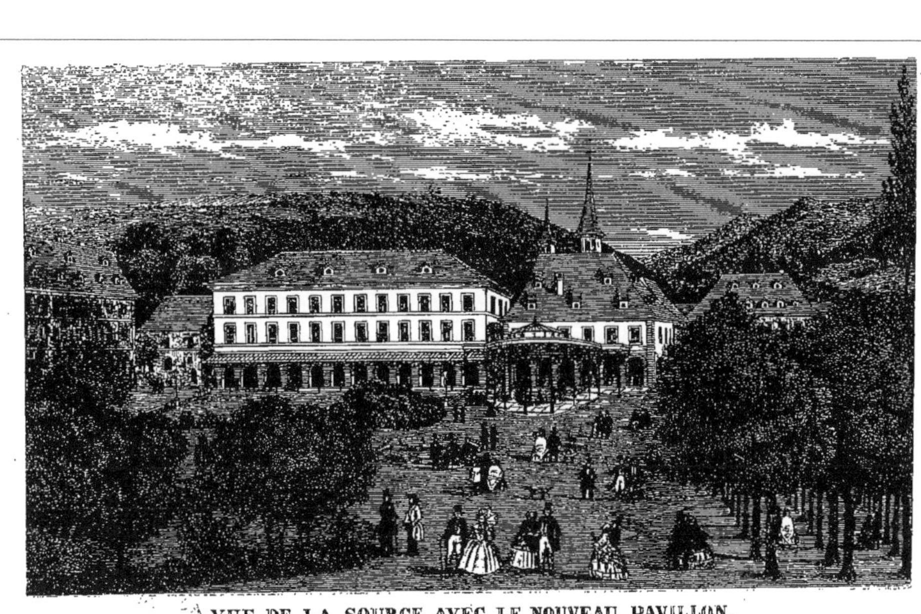

VUE DE LA SOURCE AVEC LE NOUVEAU PAVILLON.

Lith. Grieshaber & Weiss.

INTRODUCTION.

La nature nous offre, dans les eaux minérales, un moyen de guérison qu'elle a préparé elle-même, et qui, par suite des cures nombreuses effectuées dans des maladies où les remèdes employés par l'art avaient échoué, a surmonté tous les préjugés contraires à leur usage. Aussi, la faveur dont elles jouissent, est aujourd'hui tellement répandue, qu'elles sont devenues presque un besoin de l'époque. Ce ne sont pas seulement les malades qui les fréquentent : beaucoup de personnes du monde viennent s'y remettre de leurs fatigues d'esprit et de corps, y raffermir une santé minée par les passions, chercher un refuge contre les orages de la vie.

D'ailleurs, quoi de plus agréable que de se guérir en suivant un traitement si simple, si facile, qui devient même une jouissance pour bien des personnes? Des bains qui calment les organes, quelques verres d'eau minérale qui développent un appétit inconnu jusqu'alors à ceux qui en font usage, une vie paisible où chacun n'a d'autre occupation que de suivre ses goûts, ses instincts, voilà l'ensemble du régime exigé.

Nous trouvons à nos portes une des sources de France les plus riches en principes minéraux; son efficacité, reconnue de toute antiquité, a eu à plusieurs reprises des protecteurs éclairés et généreux, qui cherchèrent à lui donner la vogue qu'elle mérite à tant d titres. Les Romains avaient très-bien reconnu son importance, leurs travaux le prouvent; au moyen âg et dans les temps modernes, nous citerons entre autre les princes de Bitche et Deux-Ponts, spécialement l comte Philippe de Hanau; enfin, à une époque plu rapprochée, M. le baron de Dietrich, stettmeister d Strasbourg, qui donna à la prospérité de l'établisse ment une impulsion que la révolution de 89 parvin à peine à arrêter.

Depuis, les facilités de communication, les applic tions qu'on a faites de nos eaux à certaines maladi à la suite des découvertes de la science moderne, o rétabli et augmenté leur réputation. Leur efficacit est cause qu'elles ont constamment été patronées pa les médecins de Strasbourg, de l'est et du centre de l France.

En effet, douées d'une minéralisation suffisante pol avoir une action très-prononcée, comme le prouv l'effet qu'elles produisent, elles sont facilement suppo tées, et n'ont pas l'inconvénient de provoquer u excitation assez forte pour déterminer des accidents.

Niederbronn, il est vrai, n'est pas le rendez-vo de cette classe de baigneurs pour laquelle le jeu et l intrigues sont le principal attrait qu'offrent certain eaux; mais cette ville renferme tout ce qui peut s fire à charmer les loisirs des personnes qu'y amé l'intérêt de leur santé. Elles y trouvent des hôtels bien tenus, les meilleures maisons et d'honnêtes bourgeois qui leur accordent volontiers l'hospitalité, ce qui fait que, ne se trouvant pas dans des hôtels encombrés, comme cela arrive ailleurs, elles peuvent recevoir ces soins auxquels tout malade est si sensible, jouir de la vie commune, et oublier, par l'affabilité de leurs hôtes, les regrets causés par l'absence des personnes qui leur sont chères ; de cette façon, chacun peut trouver à se loger suivant ses goûts, ses moyens.

Il y a à Niederbronn des salles de réunion, salle de bal, cabinets de lecture, etc. ; on peut facilement avoir à sa disposition des voitures, des ânes ou des chevaux, pour faire dans les environs des excursions et des parties de plaisir. Le matin, une musique agréable et variée distrait les baigneurs. Les promenades de Niederbronn même et des environs sont bien entretenues, garnies de plantations suffisantes et disposées de façon à produire les effets les plus pittoresques ; nous citerons entre autres celle du Herrenberg, d'où l'on domine toute la ville.

Niederbronn est situé à l'entrée de la magnifique vallée qui relie l'Alsace à la Lorraine ; les montagnes voisines sont couvertes de châteaux-forts, restes du moyen âge : le Wasenberg, Windstein, Fleckenstein, Falkenstein, etc., ruines en parfait état de conservation ; tandis que dans les vallées dominées par ces masses de pierres, restes d'un autre âge, l'homme a apporté l'activité de l'industrie moderne, haut-fourneaux, martinets, etc., où l'on peut voir avec étonnement combien le génie industriel est arrivé facilement à donner aux métaux les formes les plus curieuses et les plus variées.

Du haut de ces montagnes on jouit de la vue la plus ravissante. L'œil embrasse la plaine de la Basse-Alsace, comme encadrée par les Vosges, par la Forêt-Noire, au pied de laquelle serpente le Rhin, semblable à un mince filet d'argent; puis la flèche de la Cathédrale de Strasbourg, qui s'élève majestueusement, comme pour rappeler aux hommes l'idée de Dieu au milieu de cette belle nature.

« Jamais pays n'offrit aux études du peintre, aux observations du naturaliste, aux recherches de l'érudit et bien plus encore aux méditations du sage, un champ plus vaste et une plus heureuse réunion de tout ce qui peut intéresser l'esprit ou séduire l'imagination. » (*Reiner.*)

L'ouvrage que nous faisons paraître sera peut-être confondu avec tant d'autres publications faites dans un but de réclame. La position désintéressée que nous occupons, nous permettant de présenter les faits avec la plus grande impartialité, éloignera bien vite cette idée; en effet, la source est la propriété de la commune, ses vertus sont les seuls auteurs de sa réputation; la spéculation y est étrangère, il n'y a pas d'établissement spécial où le baigneur soit forcé de se mettre en pension, ni, par conséquent, de médecin qui y soit attaché d'une manière particulière.

Ce livre s'adresse à la fois au malade et au médecin; il est divisé en trois parties :

Dans la première, nous avons cherché à établir l'importance et l'influence de l'hygiène, de la vie qu'on mène aux eaux; quelques aperçus sur la durée d'une saison, sur l'époque la plus favorable à l'action des bains.

Dans la deuxième, nous passons en revue les propriétés physiques et chimiques de l'eau minérale de Niederbronn ; nous ne faisons pas de grands efforts pour établir son importance : 4^{gr},78 par litre (analyse de MM. Miahle et Figuier), sont une garantie suffisante de son efficacité. Puis nous passons en revue les effets produits à haute dose et à dose modérée ; suit nécessairement l'idée d'après laquelle nous comprenons son action ; nous avons tenté quelques efforts pour faire sortir la science minérale des langes de la routine, du mystérieux dans lequel on tend trop souvent à l'envelopper.

C'est sur des faits physiologiques que doit être basée toute étude rationnelle d'une eau minérale ; sans eux, il est impossible de connaître son mode d'action ; eux seuls peuvent nous guider dans son mode d'administration. Les uns n'y voient qu'une action insaisissable, mystérieuse ; les autres, l'action d'une substance chimique particulière, d'un sel prédominant ; ceux-ci font intervenir les lois de la matière, l'électricité, etc. Quelle que soit la limite dans laquelle les tissus vivants subissent les lois de la physique qui régissent la matière inerte, il est difficile de croire que les choses se passent à la surface de la peau et de la muqueuse intestinale, comme autour d'une membrane placée entre deux solutions salines.

Les corps organisés, qu'ils appartiennent au règne végétal ou au règne animal, sont doués d'une force élective qui modifie singulièrement l'assimilation et l'absorption des substances en contact avec elles.

La nature ne peut être soumise, dans ce qu'elle a d'animé, aux lois de la physique, de la chimie, de la mécanique ; tous ceux qui sont entrés dans cette voie n'y ont trouvé qu'une source féconde en erreurs.

Dans la troisième partie, nous passons en revue les maladies qui peuvent être guéries ou soulagées par nos eaux ; nous énumérons avec sincérité celles dans lesquelles elles conviennent spécialement, celles dans lesquelles leur influence est douteuse, nulle et même pernicieuse. Nous serons sobre de citations, parce que par elles-mêmes elles ne sont pas d'un bien grand enseignement ; nous avons plutôt cherché à tirer des déductions des faits, à appliquer les fruits de notre propre expérience.

Quelques-uns de nos aperçus pourront bien, pour la forme et le fond, tomber sous les coups de la critique ; cela tient à la voie nouvelle dans laquelle nous sommes entré, à l'état naissant, pour ainsi dire, de la science minérale ; heureux, si nous avons pu faire faire un pas de plus à l'application d'eaux aussi efficaces que le sont les nôtres !

Nous répéterons, pour terminer, les paroles du docteur Bach (Eaux de Soultzmatt, introduction) : «Bien des imperfections, sans doute, se sont glissées dans cet ouvrage ; mais elles seront facilement excusées par ceux qui se livrent, comme moi, à l'exercice si pénible de la médecine pratique. Ils savent que les seules heures non interrompues que nous donnons à l'étude et à la méditation sont celles que les autres hommes consacrent au repos et au sommeil.»

PREMIÈRE PARTIE

CHAPITRE Ier.

Ancienneté de l'usage des eaux minérales, de celles de Niederbronn en particulier.

L'action bienfaisante des bains a été connue de toute antiquité, particulièrement chez les Hébreux, les Grecs, les Romains.

Les nations du Levant, appelées les premières à jouir des bienfaits de la civilisation, en avaient généralisé l'emploi ; Moïse, ce législateur inspiré de Dieu, né sous le climat brûlant de l'Égypte, où les fonctions de la peau ont une si grande importance, connaissait très-bien leur influence sur l'hygiène et en prescrivit même l'usage dans un certain nombre de maladies, les affections cutanées en particulier.

D'Asie, cette coutume passa en Europe avec les colonies qui vinrent successivement s'établir en Grèce, en Italie, en Espagne et dans les Gaules ; Homère en fait mention dans plusieurs passages de ses poëmes, Hippocrate a parfaitement étudié l'action des eaux sur l'homme en santé et leur utilité dans les maladies.

Les sources minérales, qui abondent en France plus qu'en nul autre pays de l'Europe, celles de Niederbronn en particulier, étaient connues et appréciées des Romains ; leurs monuments en font foi. Partout où ils en rencontraient, ils élevaient des monuments dont la magnificence égalait la grandeur de ce peuple ; nous ne pourrions en donner une meilleure idée qu'en disant que les thermes de Dioclétien contenaient trois mille baignoires. .

Les Grecs et les Romains ne se contentaient pas de l'influence des bains seuls, ils en activaient les effets par des exercices gymnastiques et des frictions avec des huiles aromatisées pour augmenter la vigueur et la souplesse du corps. Aussi leurs établissements contenaient tous des édifices spéciaux, où les baigneurs pouvaient se livrer à ces exercices si longtemps délaissés et qui, chez ces peuples, étaient en si grand honneur, car ils ne négligaient rien de ce qui pouvait entretenir la santé et contribuer au développement des forces du corps. Ils pratiquaient aussi le massage qu'on ne connaît chez nous que de nom ; c'est un puissant moyen thérapeutique que nous négligeons trop ; les Orientaux le pratiquent seuls aujourd'hui. On peut à peine se faire une idée de la vigueur et de la souplesse que donne au corps cette espèce de pétrissage fait suivant certaines règles.

Les bains les plus beaux et les plus complets chez les Grecs et les Romains offraient d'habitude les appartements suivants, dont on a trouvé les vestiges partout où ils avaient établi des stations de bains :

1° Un apodytère ou vestiaire ;
2° Un onctuaire, où se faisaient les frictions à l'huile ;
3° Un conistère, où se trouvait le sable ;
4° Un sphéristère, lieu des exercices ;
5° Un bain chaud ;
6° Une étuve, chambre voûtée à suer ;
7° Un tépidaire ou bain tiède ;
8° Un frigidaire ou bain froid.

Au moyen âge les eaux minérales furent à peu près délaissées, par suite des guerres, de la barbarie, de l'ignorance et de la tendance à détruire tout ce qui rappelait la domination romaine. Les esprits, au lieu de se tourner vers la civilisation, étaient absorbés par les conflits qui naissaient du système féodal, par les croisades, par le mépris de tout ce qui était progrès. Mahomet continua seul en Orient cette pratique empruntée aux Hébreux, car il en avait reconnu l'utilité dans un pays sans cesse brûlé par les ardeurs du soleil, et les Arabes ont continué jusqu'aujourd'hui, pendant cette longue suite de siècles, à observer sous ce rapport les préceptes du Coran.

C'est seulement vers les 16ᵉ et 17ᵉ siècles que la vertu des eaux minérales fut de nouveau mise en renom ; c'est aussi à cette époque que remontent les premiers essais que l'on en fit comme boisson ; jusque-là on n'avait osé s'en servir autrement que sous forme de bains. Les moyens insuffisants de communication, les difficultés du voyage qui en étaient nécessairement la suite, le peu de ressources qu'on devait trouver à ces établissements encore dans l'enfance, ne devaient en permettre l'accès qu'à un nombre très-limité de personnes, aussi les riches seigneurs étaient presque exclusivement les hôtes de ces lieux ; c'est également la présence de ces personnages, ainsi que les guérisons qu'ils y trouvèrent, qui commencèrent à leur donner de la réputation.

Aujourd'hui les moyens de communication si faciles, le confortable et tous les agréments de la vie qu'on trouve à peu de prix dans presque tous les établissements, font comprendre cette vogue des eaux minérales à notre époque.

Les progrès de la médecine n'ont sans doute pas été sans influence sur la faveur dont elles jouissent, d'abord en faisant des analyses, impossibles, il y a un demi-siècle, alors que la chimie était encore dans l'enfance, d'autre part en étudiant et précisant leurs effets thérapeutiques. De nombreux écrits ont familiarisé le public avec le nom et les vertus de bien des eaux minérales ; mais ici se trouve un écueil qui explique l'incrédulité de bien des personnes à leur égard, le charlatanisme ; des intérêts pécuniaires les ont présentées comme un remède à tous les maux, de là doute et souvent une juste réprobation.

Niederbronn passa par toutes ces phases ; ses eaux minérales furent connues des Romains; c'était sans doute pour eux encore un point stratégique important, comme l'attestent les vestiges d'un ancien camp que l'on remarque sur une des montagnes qui dominent la vallée ; ils fondèrent autour de la source un établissement, élevèrent des édifices somptueux et creusèrent les deux bassins qui existent encore aujourd'hui. A cette époque déjà, ces eaux ont dû opérer de merveilleuses guérisons, ce qu'atteste la grande quantité de médailles à l'effigie des empereurs romains qu'on a retrouvées dans ces bassins, car l'histoire rapporte que c'était pour exprimer leur reconnaissance que les malades jetaient ces médailles dans l'eau qu'ils regardaient comme sacrée.

Mais lorsque le colosse romain tomba, la ville romaine disparut aussi, et on pourrait à peine soupçonner son existence, si les restes d'antiquités qu'on a retrouvées partout, monnaies, débris de constructions, statues, etc., ne révélaient son existence contemporaine et n'en faisaient revivre l'histoire. La ville romaine se trouvait à deux mètres et demi environ au-dessous du sol actuel, ainsi qu'on a pu le constater en creusant les fondements des différentes constructions élevées depuis quelque temps. Les hordes de barbares qui envahirent successivement les anciennes provinces de l'empire romain, sous la conduite d'Attila et d'autres chefs, ravagèrent presque toute la Germanie et les Gaules aux 4e et 5e siècles ; l'incendie, qu'ils appelaient partout à leur aide, dut leur servir ici de principal moyen de destruction, ainsi que le prouvent les débris qu'on retrouve enfouis dans les entrailles de la terre.

Les ruines provenant de cette dévastation élevèrent naturellement le sol ; des inondations successives, en charriant des masses de sable et d'humus, contribuèrent à faire disparaître les traces de l'établissement romain.

Cet état de choses dura plusieurs siècles, car c'est seulement vers le 16ᵉ que le comte de Hanau fit construire une pyramide de pierres de taille, ayant 8 à 9 mètres de hauteur, afin de prendre la source à sa base et l'élever au point d'où on la voit jaillir aujourd'hui. C'est vers cette époque aussi qu'à Niederbronn, comme dans tous les autres établissements, on commença à faire usage de l'eau en boisson. Depuis, la source a reçu divers embellissements, et récemment encore, l'ancien pavillon a été remplacé par un autre plus grand, plus élégant, soutenu par de belles colonnes en fonte, auquel a été annexé une promenade couverte, qui offre aux baigneurs un abri contre les intempéries de la saison.

CHAPITRE II.

Leur utilité.

De ces considérations historiques découle la preuve incontestable de l'utilité des bains ; ce n'est pas sans raisons que tant de peuples en auraient fait un si grand usage, si l'expérience ne leur en avait démontré les bons effets ; ils entretiennent la santé, la rétablissent quand elle est atteinte en agissant sur la peau, en lui rendant une souplesse sans laquelle elle ne pourrait remplir toutes ses fonctions. La perspiration cutanée (transpiration insensible) a une importance tellement grande que, pour la faire comprendre, il suffit de dire que c'est par elle que s'échappe du corps une très-grande partie des matériaux détériorés, usés et incapables de servir à la vie.

Quand cette fonction languit ou se supprime, il en résulte une foule d'affections dont la cause est inconnue et qui peuvent disparaître dès qu'on a rendu à l'organe cutané ses conditions normales.

«Sous le point de vue dynamique, nul organe sécrétoire n'a une étendue comparable à celle de la peau, ni des connexions nerveuses si générales. De là, l'énorme influence antagonistique que cette membrane exerce, en premier lieu sur les organes et les membranes qui ont de l'affinité avec elle, les membranes muqueuses et séreuses, les poumons et le canal intestinal surtout ; puis, par réflexion, sur le système nerveux des autres organes sécrétoires et de tous les appareils de l'organisation. Les maladies qui naissent de cette action réunie sont : des affections de peau, des inflammations de parties internes et externes, des rhumatismes, des catarrhes, des blennorrhées, des maladies nerveuses de toute espèce, des hydropysies, des phthysies pulmonaires, la chlorose et autres dyscrasies et cachexies.» *Hufeland.*

Son importance n'est pas toujours méconnue ; qu'on nous permette un exemple vulgaire : Un cheval tombe-t-il malade? celui qui en est propriétaire commence d'abord par s'assurer si le palefrenier chargé de le panser n'a pas négligé les soins de propreté habituels.

Et cependant l'utilité des eaux minérales est contestée; nous ne chercherons pas à entrer dans de grands détails pour réfuter l'objection banale adressée par tant de personnes qui disent : les eaux minérales guérissent toute espèce de maladie, donc elles ne peuvent avoir d'action réelle. Il est pourtant reconnu en médecine, et nous le prouverons pour l'eau minérale elle-même, qu'un seul médicament peut guérir des maladies très-différentes, selon les modes divers d'application que l'on en fait, tout comme une seule et même maladie peut être guérie par des médicaments très-différents.

Des médecins même se sont laissé entraîner par ces préjugés et ont accusé les eaux de Niederbronn, par ex.: de varier dans leur composition, de perdre dans certaines circonstances leurs propriétés purgatives. Nous verrons plus loin que la composition de nos eaux est invariable; quant à leurs propriétés purgatives, il est facile de se rendre compte de cette erreur; en effet, comme pour n'importe quel médicament, leur action n'est pas toujours exactement la même sur un certain nombre de personnes prises au hasard ; cela se conçoit : le tempérament et les dispositions de ces personnes ne sont pas les mêmes ; sur celle-ci elles produisent un effet immédiat ; elles n'opèrent sur celle-là que lentement et la trouvent même quelquefois réfractaire. Niera-t-on les bons effets du vaccin parce qu'on rencontre des enfants réfractaires à l'inoculation de ce virus ?

La même personne, a-t-on dit, est purgée une année et ne l'est pas l'autre, le cas est rare ; mais cela peut tenir à ce que sa constitution s'est modifiée depuis ce temps, à ce que les progrès ou la décroissance de la maladie pour laquelle on est venu chercher les bienfaits des eaux ont changé l'impressionnabilité du malade. Ensuite la température, les conditions atmosphériques exercent ici une influence incontestable ; les eaux agissent mieux sous l'influence de la chaleur que sous celle du froid et de l'humidité.

On constate quelquefois des insuccès, sans doute ; mais les eaux minérales ne sont pas un remède infaillible ; ensuite il est une foule de cas où les malades en auraient obtenu les meilleurs résultats, s'ils leur avaient demandé une guérison avant d'être, comme cela arrive souvent, épuisé par d'autres remèdes. ou avant que le mal n'eût jeté des racines trop profondes.

D'autres personnes ne leur contestent pas le pouvoir de modifier l'économie, mais font la plus large part à des circonstances accessoires et n'accordent rien ou presque rien à l'eau minérale ; ces circonstances sont bien quelquefois un des éléments de la guérison, mais non la cause principale. Qu'un médecin ait à traiter une maladie chronique ; quand il aura épuisé toutes les ressources de la thérapeutique, il enverra son malade aux eaux ; si celui-ci retrouve la santé, alors il mettra sur le compte du voyage, de la distraction, de l'air de la campagne tout l'honneur de la cure, et bien des personnes du monde se rangeront à son avis ; c'est qu'il est un peu dur d'en être réduit à se déclarer impuissant et de voir revenir le malade guéri. Il y a cependant bien des personnes qui voyagent et ne guérissent pas.

Les incrédules acceptent parfois malgré eux l'effet salutaire des eaux minérales, et, quand ils voient la médecine lutter vainement contre une maladie, de leur propre chef, sans prendre l'avis d'un homme de l'art, ils viennent demander aux eaux ce que celui-ci n'a pu leur donner.

Cette conduite a souvent sa raison d'être. Il est un ordre de maladies que les raffinements de la civilisation répandent de jour en jour davantage, ce sont les maladies nerveuses, hypochondries, affections insaisissables pour le médecin, contre lesquelles viennent échouer tous les remèdes ; parce qu'elles sont le résultat de causes que l'homme de la science ignore le plus souvent, dont il ne tient pas compte ou auxquelles il n'ajoute pas même foi, les passions de l'âme, de profonds chagrins, des espérances déçues. C'est ce qui nous permet d'étudier dans nos établissements minéraux, et d'en faire de nombreuses applications, cette vérité ignorée d'un trop grand nombre de praticiens et qu'ont étudiée tous les médecins philosophes : l'influence du moral sur le physique et *vice versa*.

Il y a trop de faits qui protestent contre cette incrédulité ; la position d'hommes spéciaux, l'expérience de tant de médecins, des guérisons inespérées effectuées en quelques semaines, tout cela n'est pas du domaine de l'engouement, de l'exagération. Une personne, après avoir souffert de l'estomac plusieurs années, par exemple, arrive aux eaux, les prend avec méthode pendant trois ou quatre semaines et s'en retourne guérie, ayant repris la vigueur et la santé ; pourra-t-on dire que la maladie aurait guérie seule ?

Dans ce que les eaux minérales ont d'efficace, rien ne tient du merveilleux ; elles n'ont pas une puissance occulte qui échappe à la science et à l'observation, qui en expliquent les effets, en règlent l'action, la varient suivant les indications que présente la maladie, en un mot, une eau minérale est un médicament.

Et les effets produits sur les animaux ne sont-ils pas une preuve palpable de l'opinion que nous soutenons? Il suffirait de raconter les faits nombreux de guérison obtenus sur des chevaux atteints de fourbure, d'engorgement aux jambes ou de bronchite chronique, que l'on conduit chaque année par troupeaux aux eaux de Luchon, aux Eaux-Bonnes, à celles de Cauterets, etc. Ici, certainement, on n'assignera pas un grand rôle à l'imagination et à la distraction procurée à ces intéressants quadrupèdes. Alibert rapporte qu'à Vichy il y eut une épizootie en 1818 et que tous les animaux qui purent boire de la fontaine chaude de l'hôpital en furent préservés; qu'à Bourbonne, on s'apercevait que les pigeons qui venaient boire aux eaux des fontaines minérales étaient plus gras et plus forts que ceux qui se désaltéraient avec l'eau commune.

A Niederbronn aussi, l'usage de l'eau minérale dans certaines maladies des bœufs, vaches, moutons, chevaux, etc., est d'un emploi vulgaire et suivi de succès presque constants. Ces animaux, mus par l'instinct, la boivent souvent avec avidité.

Si l'action des eaux minérales n'existait qu'en imagination, comment parviendrait-on à expliquer leurs effets actifs dans certains cas, les effets désastreux qu'on observe chez un grand nombre de personnes qui les prennent contre les règles de l'art, les effets des nôtres en particulier qui agissent par un des moyens les plus actifs dont dispose la médecine?

Ce n'est pas sans raison que la Providence a répandu avec tant de libéralité les eaux minérales à la surface du globe; chaque chose dans la nature a un but : c'est l'application de cette idée qui réalise le progrès dans les sciences et les arts.

CHAPITRE III.

Des effets auxiliaires produits par l'air, le mouvement, le régime, les distractions.

Si, d'un côté, on a voulu trop réduire les effets produits par les eaux et rapporter à des circonstances accessoires tout le bénéfice de leurs bons effets, il faut aussi faire, un peu plus largement qu'elle ne l'a été jusqu'ici, la part de ces circonstances. Étudions d'abord quelle peut être leur influence sur l'homme soit en santé, soit malade ; cela nous amènera à établir la balance entre le public et les médecins, à niveler les deux extrêmes, en un mot, à faire la part de chacun.

Air. — Après les travaux et les plaisirs de l'hiver, quand le printemps vient ranimer la nature, une espèce d'instinct vous pousse hors du centre dans lequel vous avez vécu ; la monotonie des occupations de l'homme d'affaires, de l'homme de cabinet exige une diversion ; on se sent fatigué des bals, des théâtres, on veut humer à pleins poumons l'air de la campagne. Où va-t-on de préférence? Aux eaux. Dans ces établissements on est sûr de retrouver à côté de la nature et des plaisirs agrestes les jouissances que procure une société choisie, pour me servir d'une expression souvent répétée, on se trouve à la campagne sans être sorti de la ville.

Aussi une grande partie de ces visiteurs qui éprouvent une lassitude de corps et d'esprit causée par les plaisirs auxquels ils se sont livrés, par les occupations sédentaires et les travaux de l'intelligence, trouvent dans l'activité donnée au physique, dans le repos de la pensée, dans le changement de régime et d'habitudes une première amélioration à leur santé. La *soustraction aux causes qui ont produit le mal et l'ont entretenu* suffit pour exercer déjà la plus heureuse influence. Elle sera encore augmentée par l'action des causes que nous allons passer en revue pour mieux en faire comprendre l'importance. De plus, en donnant la nomenclature des maladies dont nos eaux procurent la guérison, nous montrerons que le médecin ne peut pas toujours tout faire et qu'il doit très-souvent s'aider des ressources qu'offre l'hygiène.

Un air pur est aussi nécessaire à la conservation de la santé que des aliments sains ; l'un et l'autre, quand ils sont viciés, jettent la perturbation dans l'économie de l'organisme. Chez les personnes qui respirent un air humide l'appétit s'émousse, le corps a de la tendance à devenir pesant et obèse, à s'assimiler des sucs blancs. Voyez au contraire les montagnards qui vivent sur des côteaux bien exposés, chez eux l'indolence fait place à la vivacité et à l'énergie ; ils ont des muscles au lieu de chairs molles et flasques. Les habitants des villes, ceux du moins qui appartiennent aux classes aisées, ont en général une nourriture plus abondante et plus substantielle que celle des habitants de la campagne, mais le défaut d'assimilation annule cet avantage, comme les plantes en serre-chaude, ils manquent d'air et de lumière. Dans une salle de spectacle, dans une enceinte où la foule se presse, les flambeaux perdent de leur éclat et menacent de s'éteindre ; ce phénomène prouve combien la santé est compromise par une existence exclusivement sédentaire dans les grands centres de population.

Les plantes respirent comme les animaux et ont besoin pour vivre des mêmes éléments ; c'est aussi au pied des montagnes que la végétation est la plus active, que les plantes répandent en abondance avec leurs parfums l'oxigène si nécessaire à la respiration et absorbent l'air vicié que nous exhalons ; c'est aussi là, par conséquent, que les fonctions vitales s'accomplissent le plus régulièrement.

Cet air des montagnes est stimulant, rend à la peau sa teinte colorée, fait disparaître cette paleur maladive si commune dans les villes ; les femmes et les enfants, si

naturellement disposés au lymphatisme, retirent surtout
de grands avantages d'un air plus vivifiant ; chez les unes,
les douleurs nerveuses, les vapeurs, les écoulements
blancs, affections chez elles si fréquentes, s'amélioreront
plus facilement avec l'action combinée des bains ; les
autres trouveront là un des premiers éléments nécessaires
au développement de leur constitution.

Cette vérité est tellement répandue et si bien acceptée
que quand une personne est atteinte d'une maladie mal
définie ou rebelle aux ressources de la médecine, on a
recours au changement d'air, on l'envoie à la campagne,
aux bains, et souvent ce moyen si simple est couronné
de succès.

Dans les contrées montagneuses on ne se trouve pas
en été sous l'influence de cette chaleur énervante des
villes peuplées, due au défaut de renouvellement d'air, à
l'humidité atmosphérique. Presque tous les établissements
d'eau minérale sont situés au pied des montagnes ; cette
position dont nous venons de démontrer les avantages,
offre pourtant aussi des inconvénients ; le climat y est sujet à des variations de température dont l'influence pourrait être nuisible si l'on n'avait soin de s'en garantir en
portant des tissus de laine. Il faut surtout se précaution-
ner contre la fraîcheur du soir et ne jamais rester au repos dès qu'on la ressent, le mouvement qu'on se donne
alors opère une réaction salutaire. Voici par quel mécanisme se produit cet abaissement de température : les
couches inférieures de l'atmosphère qui touchent le penchant des montagnes se refroidissent à leur contact, cet
air froid, étant plus lourd que l'air encore tiède de la
plaine, descend lentement et le remplace ; il y a un courant du sommet à la base.

Aussi les baigneurs feront bien de se munir de vêtements chauds pour pouvoir les porter en cas de besoin ;
c'est par la peau que la médication thermale joue un de
ses plus grands rôles ; ses fonctions sont activées, elle

devient plus molle, plus souple, et par conséquent plus impressionnable aux agents atmosphériques, rien ne devra contrarier son action.

Mouvement. — L'exercice est nécessaire à l'entretien de la santé ; autant il active la digestion, autant l'inaction l'affaiblit, rend la tête lourde et les nerfs irritables, comme cela arrive chaque fois que la digestion se fait difficilement.

Le mouvement fait circuler le sang avec plus de facilité, le fait refluer vers la peau, y provoque la sueur par la chaleur qu'il développe, active les fonctions de tous les organes. Pour faire une application de cette remarque à nos eaux, par ex. : nous pourrons dire que la promenade facilite les contractions des intestins, que le repos les arrête ; le baigneur qui prendra l'eau dans sa chambre n'obtiendra pas autant de faveur, n'en éprouvera pas d'aussi bons effets que celui qui se donnera le mouvement nécessaire. Rien, dit Vogel, ne peut fortifier autant les nerfs que le mouvement en plein air ; rien ne peut améliorer autant que lui les maladies provenant d'un repos trop prolongé des organes. La vie trop sédentaire, l'habitude d'être trop assis empêche le sang de circuler librement, de là des maux de tête, des congestions cérébrales, des vertiges, des hémorrhoïdes et d'autres affections.

Déjà naturellement après le repas, pendant que la digestion s'accomplit chez une personne dont l'estomac fonctionne d'une manière normale, la concentration vitale et matérielle qui a lieu sur cet organe produit, par ses relations sympathiques avec l'économie, un frisson, un malaise, une espèce d'engourdissement intellectuel ; à plus forte raison y a-t-il du danger pour les personnes qui déjà souffrent de l'estomac à exercer avec trop d'activité quelque autre fonction. Il n'est personne qui ne sache combien les gens de lettres sont exposés à de mauvaises digestions, lorsqu'ils se livrent à l'étude trop tôt après le repas, et combien les passions violentes sont alors nuisibles.

Aussi recommanderons-nous d'éviter de trop grands exercices ; ils peuvent nuire à la digestion autant qu'un exercice modéré peut la favoriser, et plus particulièrement de ne pas se laisser trop facilement entraîner à faire la sieste.

Voyez l'homme qui fait faire à son corps des pertes assez grandes pour que la réparation se fasse avec fruit, il digère bien, son humeur est gaie ; tandis que l'ennui, le manque d'appétit sont le triste apanage des personnes inactives.

Les promenades dans les montagnes sont préférables à celles dans la plaine pour les personnes qui ne souffrent ni du cœur, ni de la poitrine ; lorsque l'état des forces ou une infirmité ne permettent pas d'aller à pied, il faut les faire à cheval ou en voiture. Dès que les fonctions s'exercent avec plus de facilité et de régularité, dès qu'on se sent pénétré par ce bien-être, conséquence naturelle de l'amélioration qu'éprouve une santé altérée, quelle influence tout cela ne doit-il pas avoir sur une personne atteinte d'affections nerveuses, de mélancolie, d'hypochondrie ? Et la vie qu'on mène aux eaux est très-favorable à ces affections.

Les mêmes applications peuvent se faire aux mouvements partiels quand, par ex. : une articulation est malade ; des mouvements faits avec régularité et modération lui rendent peu à peu la souplesse qu'elle avait perdue.

Mais tout doit avoir une limite, il faut mettre l'exercice en rapport avec l'âge du malade, ses forces, son état.

Régime. — Si un air pur et le mouvement disposent d'une manière favorable l'organisme à accomplir ses fonctions, si les actes nutritifs ont acquis plus d'activité, il faut donner à l'estomac des aliments qui puissent, sans le fatiguer, réparer les pertes du corps ; le mouvement, l'air, la lumière doivent aider à cette transformation qui s'opère dans les organes digestifs, c'est une action réciproque dans laquelle tout s'enchaîne, concourt au même but.

Les aliments et les boissons doivent être essentiellement analeptiques et fortifiants, surtout dans les affections où la faiblesse domine, mais il ne faut pas aller trop loin, dans la crainte de fatiguer et d'irriter les organes. L'influence de ces agents hygiéniques, et surtout l'action de nos eaux, porte les baigneurs, pour satisfaire la somme d'appétit qu'éprouve l'estomac, à aller souvent au delà de ce que cet organe est capable de supporter; de là des malaises, des indigestions, des coliques, la diarrhée; du reste, la plupart des personnes qui souffrent savent quelquefois presque aussi bien que le médecin les précautions à prendre en fait de régime alimentaire, des souffrances qui datent souvent d'une époque éloignée leur ont donné une expérience suffisante.

Le régime le plus convenable est celui que la modération conseille et qui produit après chaque repas un sentiment de liberté, de bien-être intérieur.

Ayez toujours présent à la mémoire cette recommandation de tous les médecins : *Retirez-vous toujours de table avec un léger reste d'appétit.* Une nourriture basée sur l'usage des substances végétales et animales est celle qui convient généralèment le mieux; exclusivement animale elle serait souvent trop excitante; il faudra donc faire usage de viandes tendres, grillées ou rôties, de poissons, concurremment avec des légumes bien cuits. Variez vos mets et préférez les aliments de facile digestion.

Autant que possible n'associez pas les substances de nature diamétralement opposée, douces et aigres, chaudes et froides.

La mastication parfaite et l'agglutination des aliments est une condition indispensable de toute bonne digestion; les maux d'estomac n'ont souvent d'autre origine que l'oubli de cette règle ; on connaît le proverbe : *Aliment bien mâché est à moitié digéré.*

Il est pernicieux de manger peu de temps avant de se coucher, et surtout de surcharger l'estomac ; la digestion se fait mal, le sommeil est troublé et n'est pas assez réparateur pour contrebalancer l'effet déprimant de nos eaux ; le souper consistera simplement en potage, œufs frais, lait doux, etc.

Les excès alcooliques sont plus pernicieux encore que dans les circonstances ordinaires de la vie, ils peuvent troubler l'influence modificatrice de la médication minérale sur l'organisme.

L'eau comme boisson habituelle n'est pas toujours assez tonique pour les personnes qui fréquentent notre établissement, elle les entretient dans je ne sais quel état de mollesse, débilite les organes digestifs et tend à favoriser les sueurs, cause incessante d'affaiblissement ; on évitera cet inconvénient en ajoutant à l'eau un peu de vin vieux.

Au commencement de vos repas ne buvez que de l'eau rougie pour calmer la soif, du vin pur vers la fin pour faciliter et activer la digestion.

Ces considérations paraîtront méticuleuses à bien des personnes, peut-être même un peu déplacées ; mais quand devez-vous soumettre votre régime aux règles d'une sage hygiène, si ce n'est lorsque vous venez, après de longues souffrances, chercher un soulagement à vos maux, souvent au prix de pénibles sacrifices, après avoir quitté votre famille, vos amis, vos affaires ?

Distraction. — A tout ce que nous venons de dire il faut ajouter une influence qui n'est que la conséquence des autres et sous l'empire de laquelle on est toujours placé, même malgré soi, dans une résidence thermale.

On se trouve transporté dans un pays nouveau, où les usages sont différents, où la société composée de personnes la plupart étrangères les unes aux autres, de contrées diverses, parlant une langue différente, forment un mélange presque indéfinissable. La vie en commun dans les hôtels, le charme de causeries nouvelles avec des personnes qui éprouvent un besoin mutuel de se rapprocher, d'échanger leurs idées, vous rendent moins égoïste, plus sociable, vous font presque croire que vous êtes membre d'une grande famille qu'un même motif amène aux mêmes lieux.

Les plaisirs de la société sans être astreints à ses liens, cette liberté d'action que chacun possède, la facilité avec laquelle se font les liaisons, les plaisirs simples des champs, les promenades isolées dans les forêts, ont de quoi satisfaire les goûts, les caprices de chacun. Ajoutez un lever matinal, de fréquentes promenades, des parties de plaisir, une vie régulière, le calme de la pensée, des émotions douces opposées aux préoccupations d'une vie agitée ; se sentir débarrassé du souci des affaires, n'avoir à s'occuper que de sa santé, de varier les plaisirs à sa guise, l'espoir d'une guérison prochaine, tout cela agissant concurremment avec l'effet des eaux, doit influer sur tous les malades, les hypochondriaques en particulier ; il en est qui reviennent chaque année aux eaux, qui en retirent chaque fois une amélioration marquée, et l'attribuent à leur efficacité, tandis que souvent ils la doivent à cette seule cause. Peu importe, pourvu qu'ils arrivent au but désiré : rétablir ou au moins améliorer sa santé.

Ajoutons que nos eaux ont un avantage positif, c'est que les malades voient un résultat, l'effet purgatif, un des plus puissants moyens que la médecine ait à sa disposition.

A Niederbronn le baigneur trouvera tous les moyens curatifs réunis, vie de campagne avec ses jouissances, société choisie quand il veut vivre par l'intelligence ; pas de tapis-vert, ni de jeu effréné accompagné de ce luxe, de ces passions qui ailleurs causent tant de ravages par les secousses qu'elles impriment à l'organisation et souvent ruinent complétement une santé déjà chancelante.

Des plaisirs purs, calmes, agissent avec bien plus d'efficacité sur un corps déjà souffrant. Un médecin philosophe a dit : la sérénité, la satisfaction, le calme de l'âme sont les anges gardiens de notre santé ; la vie est liée à l'espérance comme à un fil d'or ; la mélancolie, le mécontentement, la tristesse, les soucis épuisent la vie et ruinent la santé.

Nous ne pousserons pas plus loin ces considérations hygiéniques ; il nous suffira pour nous résumer de dire que notre établissement, par sa position géographique, réunit toutes les conditions désirables pour faire respirer aux baigneurs un air pur et salubre ; qu'on y trouve le confortable nécessaire à une personne malade et toujours une société choisie.

CHAPITRE IV.

Choix d'une eau minérale.

Les récits de guérisons inespérées, de cures merveilleuses, la facilité ainsi que la rapidité qu'offrent aujourd'hui les moyens de communication qui ont pour ainsi dire effacé les distances, les réclames dont sont remplies les feuilles publiques, font connaître partout les établissements d'eaux minérales et mettent dans un véritable embarras celui qui veut en faire usage.

La mode règne en despote sur la société, qu'il s'agisse de coupe d'habits, d'idées ou d'autre chose ; c'est elle qui fera la vogue de tel établissement, parce qu'un personnage marquant l'aura fréquenté, ou qu'il servira de rendez-vous à une société d'élite. Tout le monde sait que la santé n'est pas toujours le motif qui attire à un établissement de ce genre ; les plaisirs qu'on y trouve, le luxe, les émotions que procure le jeu passent fort souvent avant l'avantage réel qui pourrait en résulter pour la santé.

N'est-ce pas pour ces raisons qu'on délaisse un peu trop nos établissements pour ceux de l'autre côté du Rhin, dont les eaux ont très-souvent des qualités inférieures, ou dont on peut très-facilement trouver les égales à nos portes? Ce n'est pas qu'elles le cèdent en rien sous le rapport des sites ; leurs effets thérapeutiques même sont supérieurs à beaucoup d'entre elles, mais comme nous venons de le dire, on y cherche autre chose que la santé.

Prenons pour exemple Baden-Baden, notre voisine de l'autre côté du Rhin : «Si l'on en jugeait par l'immense concours de personnes qui se rendent tous les ans à Baden-Baden, on pourrait croire que ces eaux minérales sont les plus puissantes et les plus efficaces de toute l'Allemagne. Cependant elles n'ont par elles-mêmes que peu de vertus thérapeutiques, et, sous ce rapport, elles occupent un rang tout à fait secondaire parmi les établissements qui avoisinent le Rhin. C'est que la plupart des étrangers qui affluent à ces sources célèbres y viennent moins pour leur demander la santé que des distractions et des fêtes.»

«Les médecins de Bade se font si peu illusion sur la valeur thérapeutique de leurs eaux, qu'il est rare qu'ils les prescrivent seules.»

«En résumé, les eaux minérales de Bade m'ont paru, dans quelques cas, être des eaux fort complaisantes, dont les vertus sont un peu ce que l'on désire.» *Constantin James, Guide pratique, 3ᵉ édition, page 342 et suivantes.*

A mesure qu'on connaîtra mieux les propriétés de nos sources indigènes, on cessera de payer à l'étranger un tribut qui devrait appartenir à notre pays. Les personnes dont la santé est altérée depuis longtemps, dont l'organisme est atteint de cette impressionnabilité que produisent de longues souffrances physiques et morales, trouveront ici plus de plaisirs calmes qu'au milieu de cette vie bruyante et agitée qu'on mène à certaines eaux, vie qui ne fait que verser plus d'amertume dans le cœur, et dont le contraste avec la douleur intérieure ne sert qu'à l'augmenter.

Une étude approfondie de ces eaux à peu près uniques dans leur genre en France, l'impartialité avec laquelle nous présentons les faits, les indications réelles, les contre-indications, les cas douteux dans lesquels l'observation n'a pas encore pu prononcer, permettent au médecin et aux personnes du monde de rechercher si elles trouveront un avantage ou non à faire usage de nos eaux dans les différentes maladies; car, pas plus que toute autre, elles ne conviennent à toute espèce d'affection et à tous les tempéraments. Chaque eau a son action propre, son mode spécial d'emploi; nos eaux en particulier ont des caractères tranchés qui permettent de limiter et de définir les cas dans lesquels elles peuvent être utiles; il n'y a pas pour elles cette incertitude qui règne pour tant d'autres eaux minérales.

Les médecins ont aussi leurs caprices ; ils se laissent en outre souvent influencer par la vogue, quelquefois, il faut bien l'avouer, par des motifs d'intérêt. M. Amédée Latour dit dans le journal l'*Union médicale*, année 1856 : «Il m'a semblé — et cela résulte de plus de vingt années de relations médicales avec les praticiens de Paris — que nos consultants célèbres ont, en fait d'eaux minérales, chacun une prédilection marquée pour telle ou telle source, qu'un malade étant donné et le consultant connu, cinq fois sur six j'oserais parier où ce malade ira passer la saison des eaux.» Et plus bas : «Y a-t-il une signification bien précise à tirer du choix de nos confrères pour telle ou telle source ? Non, leurs motifs de prédilection sont aussi divers que leurs prédilections mêmes. Celui-ci se détermine en vertu de ses croyances physiologiques ; celui-là suit l'impulsion de ses doctrines chimiatriques. Quelques-uns se sont bien trouvés eux-mêmes ou leurs proches de l'usage de telle eau, et ils lui ont voué une vive reconnaissance ; autrefois ils auraient appendu un ex-voto sur les murailles de ces thermes ; aujourd'hui leur gratitude plus efficace se traduit par l'envoi de leurs malades à la source bienfaisante. Enfin, il en est qui veulent protéger et servir un confrère ami qui réside et exerce près de tel établissement thermal, et ici la chronique, si elle était indiscrète, aurait de bien piquantes révélations à faire.... » Mais nous nous apercevons que nous tombons nous-mêmes dans l'indiscrétion.

« L'art de guérir n'est point un métier, c'est un sacerdoce, disait notre incomparable Bordeu. Le médecin est le prêtre du temple *(Alibert).* »

Pourquoi le médecin ne devrait-il pas se montrer impartial, agir selon sa conscience, ici surtout, où il juge en dernier ressort ? car c'est la ressource extrême de bien des malades.

CHAPITRE V.

Durée d'une saison.

Il y a des préjugés qui se glissent dans le public et s'y fixent avec une ténacité incroyable ; tous les raisonnements possibles ne parviennent pas à les déraciner ; du reste, les médecins savent combien il est difficile de raisonner avec le public sur un préjugé médical, surtout quand il se croit un peu compétent. D'où vient ce chiffre sacramentel de 21 jours auquel on veut limiter la durée d'une saison ? C'est un usage contre lequel nous avons eu bien souvent à lutter ; nous croyons même que les médecins ne sont pas tout à fait étrangers à son origine, car il est répandu dans la plupart des établissements de bains. Il doit probablement son origine à l'intervalle dont peuvent généralement disposer les femmes entre deux époques menstruelles, peut-être aussi tient-il à l'ancienne doctrine des crises.

Quand une affection offre une certaine gravité, que des médecins sont obligés de déclarer l'art impuissant après avoir soumis le malade aux traitements les plus variés pendant des mois et souvent des années, on comprend qu'il faille de la persévérance pour obtenir un changement dans la nature de la maladie, pour arriver à modifier complétement l'organisme ; c'est ce *temps nécessaire pour obtenir un changement dans la nature de la maladie et modifier l'organisme qu'on appelle saison.*

Le temps nécessaire à produire cette modification peut varier, suivant une infinité de circonstances ; d'abord, la nature de la maladie, son caractère chronique, les effets qu'on se propose ; puis l'âge du malade, son impressionnabilité ; car, comme nous l'avons dit, une eau minérale est un médicament, deux personnes se trouvant dans des conditions en apparence identiques peuvent en éprouver des effets très-différents.

La durée de 21 jours est le plus souvent insuffisante dans des maladies graves, intéressant un des principaux organes, le foie par exemple, et ayant produit sur eux des altérations profondes, comme une paralysie, la goutte. Cet espace de temps est trop court pour qu'on puisse compter sur un résultat positif. Souvent deux saisons sont nécessaires dans la même année, et quelquefois il faut une constance de plusieurs années.

D'un autre côté, il est permis de limiter la durée d'une saison à moins de 21 jours dans certains cas ; comme des embarras de l'estomac datant de peu de temps ou de légères constipations. Il est bien entendu que les personnes qui viennent simplement faire ce qu'on appelle une cure préventive, c'est-à-dire se purger pendant quelque temps, peuvent à peu près elles-mêmes limiter la durée de leur séjour à nos eaux.

Que dirait-on d'une personne (et il nous est arrivé de rencontrer des partisans de ce système) qui, pour arriver au chiffre de 21 bains, en prendrait 2 et 5 par jour ou

resterait plusieurs heures dans le même, afin d'avoir ter-
miné son traitement au bout de 8 à 10 jours? ou qui
prendrait d'énormes doses d'eau minérale pour en avoir
plus tôt fini ?

Toute exagération est un mal; il faut éviter de tomber
dans un excès quelconque, car bien des constitutions en
subiraient des effets désastreux. Il y aurait témérité à
compter sur l'innocuité de nos eaux, comme nous le prouverons plus loin, en traitant de leur action.

Si vous entendiez dire qu'une personne tombant malade ait fait venir son médecin et lui ait dit : Docteur,
je veux être guérie au bout de tant de jours, cette pré-
tention vous ferait sourire sans doute. Cependant aux
eaux vous faites souvent la même chose.

Écoutez donc les conseils d'un médecin compétent, et
autant que possible ne fixez pas vous-même à l'avance
la durée de votre séjour, ne vous laissez pas guider par
des personnes du monde qui, quelle que soit l'expérience
qu'elles aient acquise, ne peuvent vous donner des avis
de la même valeur que ceux de l'homme de l'art, ayant
fait de ces agents une étude spéciale.

Quoiqu'on ait attribué aux eaux une action mystérieuse, cette action, nous le répétons, demande à être di-
rigée avec intelligence ; ne croyez pas qu'elles aient un
pouvoir infaillible prises sans méthode pendant un temps
que vous fixerez vous-même, sans vous enquérir de l'an-
cienneté et de la parité de votre mal. Comment ne pas
s'étonner que le simple bon sens n'ait point empêché des
personnes de mérite de croire qu'il fût possible de traiter
une maladie sans avoir fait préalablement de longues
études ? Accorderait-on le sens commun à un ouvrier
qui prétendrait réparer une machine sans connaître la
forme, la structure, la disposition, les rapports, le jeu,
la matière des pièces qui la composent ?

CHAPITRE VI.

Époque de l'année la plus favorable pour prendre les eaux.

C'est pendant la belle saison, où une sève nouvelle semble ranimer tous les êtres de la nature, où la circulation devient plus active, où la sueur, toutes les sécrétions impriment aux molécules des changements plus rapides, que les eaux produisent les effets les plus favorables en secondant activement leur action. Cette vérité est reconnue par le vulgaire qui, obéissant à une espèce d'instinct, choisira toujours de préférence cette époque de l'année pour se soumettre à une cure quelconque.

Si l'on voulait suivre un traitement minéral pendant une autre saison, l'automne ou l'hiver, quels effets ne produirait pas le contact d'une atmosphère trop froide sur la peau dont l'impressionnabilité est toujours augmentée par l'usage des bains? Comment alors une personne pourrait-elle ingurgiter journellement 8 à 10 verres d'eau.

Il y aurait ensuite impossibilité de jouir des avantages qu'offrent le climat, les promenades, le mouvement, un air pur; on serait condamné à un repos presque complet, à une claustration perpétuelle, et nous avons démontré combien est favorable le concours de l'hygiène. Et puis les maladies chroniques perdent de leur intensité pendant les chaleurs.

Tous les médecins pratiquant dans les établissements thermaux ont remarqué que l'influence thérapeutique des eaux diminue par les temps froids et humides, et augmente par les temps secs et chauds; les nôtres, particulièrement, purgent bien mieux quand la température est élevée. Quels effets désastreux la sensibilité des organes, développée par la boisson minérale et les bains,

ajoutée à l'influence d'une saison rigoureuse, ne produi-
rait-elle pas chez des rhumatisants, des goutteux, chez
les personnes dont la poitrine est délicate !

La saison commence ordinairement à Niederbronn
dans le courant de juin, et se clot vers la fin de septembre ;
on peut même, quand l'année est précoce, commencer
une cure au mois de mai ; mais ce n'est guère que pour
des maladies sur lesquelles la température n'exerce pas
une influence très-grande, et même auxquelles une trop
forte chaleur pourrait devenir nuisible, comme certains
embarras d'estomac, des constipations, des congestions
cérébrales.

Pour les rhumatisants, les goutteux, etc., l'époque la
plus chaude de l'année, du 15 juillet au 15 août, est
celle qu'on devra choisir de préférence.

DEUXIÈME PARTIE.

CHAPITRE Ier.

Description de la source.

Au centre de la ville, sur une promenade unie, bien sablée, couverte de maronniers, d'acacias, de bosquets et de fleurs, s'élève un joli pavillon à couverture vitrée, soutenu par des colonnes de fonte; il recouvre un bassin circulaire, au centre duquel on remarque une coquille de marbre rouge qui y déverse une eau limpide; c'est la source principale.

A 16 mètres du premier bassin s'en trouve un second de même forme, mais à ciel ouvert, dont les sources n'ont jamais été isolées.

Au pavillon communiquent, d'un côté, une galerie vitrée adossée au Vauxhall, ornée de grenadiers, d'orangers, de lauriers-roses, d'aloès et autres végétaux exotiques; de l'autre, un promenoir couvert qui est la partie basse de l'ancien bâtiment.

Le matin, la promenade, la galerie, le promenoir couvert sont le rendez-vous des baigneurs, qui s'y livrent au mouvement nécessaire pour faciliter l'action des eaux, pendant qu'un orchestre leur offre, par ses symphonies, la plus agréable distraction.

Un distributeur d'eau est toujours prêt à donner à chacun, et quand il le veut, la quantité d'eau dont il a

esoin. Des cabinets placés sur la promenade même sont
la disposition des personnes qui obtiennent des faveurs.

Les plantations, distribuées avec entente, permettent
ux promeneurs de se garantir des ardeurs du soleil et
issent des espaces libres pour ceux qui veulent en
uir.

La position de Niederbronn est charmante ; bâtie en
rande partie sur le penchant de deux collines opposées,
 l'entrée de la grande vallée qui fait communiquer le
as-Rhin avec la Moselle, et entourée de montagnes cou-
ertes de forêts, cette ville est située à 192 mètres au-
essus du niveau de la mer.

Le premier bassin, circulaire dans sa partie visible,
st hexagonal au-dessous de l'eau. Cette partie est d'ori-
ine romaine, l'autre est de construction moderne.

« Lors d'un curage qui a été fait en 1592, ces deux
éservoirs avaient une profondeur de $8^m,30$; en 1755 ils
'avaient plus que 6 mètres. Leur profondeur, qui était
e $5^m,30$ en 1799, n'est plus maintenant que de 4 à 5
ètres. Cet exhaussement est produit principalement
ar le dépôt naturel de l'eau de la source et aussi par
es débris de corps étrangers qui y sont tombés » (*Dau-
rée,* p. 362).

Nous voyons que cette profondeur diminue lentement
vec le temps ; aujourd'hui le premier bassin a $4^m,65$ de
rofondeur et $5^m,28$ de diamètre, le second $5^m,45$ de
rofondeur et $4^m,61$ de diamètre ; ils sont séparés par
n intervalle de 16 mètres.

Les notions que nous possédons sur le nombre réel et
'état des sources sont assez confuses, parce qu'il ne nous
st parvenu que des renseignements incomplets de l'é-
oque à laquelle on capta l es principales sources au
noyen d'une pyramide de pia res de taille creuse, ayant
a forme d'un cône tronqué, qui élève l'eau du point où
lle sort de terre jusqu'à celui d'où on la voit s'écouler
t où on peut la recueillir. Il n'a pas été fait de travaux

poussés assez loin pour faire connaître de quel côté vient la source, s'il n'en existe en réalité qu'une seule qui se divise, ou plusieurs séparées. Tout ce que nous savons, c'est que la source principale, avec quelques autres de moindre importance, se trouve comprise dans cette pyramide; d'autres très-faibles existent dans le grand et le petit bassin. Du premier bassin l'eau s'écoule par deux conduits; l'un d'entre eux la mène par-dessous la rivière à l'établissement de la chaîne; l'autre, dans une excavation souterraine située près du deuxième bassin; de là elle se rend dans trois réservoirs situés à trois extrémités de la promenade, et munis de pompes, afin de permettre aux habitants de la localité de la puiser pour le service des bains; le surplus se déverse dans la rivière.

Ces deux bassins ont été creusés par les Romains; était-ce pour les destiner l'un aux hommes, l'autre aux femmes? En déduisant l'élévation qu'a subi le niveau de l'eau depuis et en la rapprochant de la profondeur qu'elle devait avoir à cette époque, nous trouvons qu'elle était à peu près de $5^m,80$, profondeur bien trop considérable pour qu'on pût prendre des bains dans les bassins mêmes, à moins qu'il n'y ait eu à une profondeur déterminée des supports qui auraient disparu depuis. Était-ce parce que dans le principe il y avait deux sources principales? Rien ne nous permet de nous prononcer en faveur d'une opinion plutôt que de l'autre.

Considérations géologiques.

De quel terrain la source sort-elle? d'où viennent les sels minéraux qu'elle tient en dissolution? quelle est la cause de sa température invariable et supérieure à celle des sources d'eau douce environnantes? Questions excessivement intéressantes à étudier et auxquelles les limites de cet ouvrage ne nous permettent pas de donner toute l'étendue qu'exigerait leur importance.

Grâces aux voies nouvelles dans lesquelles elle est entrée depuis quelque temps, la géologie a jeté sur elles une vive lumière.

La source de Niederbronn sort du terrain de Trias, ainsi nommé parce qu'il se compose d'étages distincts dans leur composition, mais qui cependant appartiennent à un même système; ce terrain, formé par du grès, du calcaire (Muschelkalk), de l'argile, est le même que ceux dans lesquels on rencontre du sel gemme; on doit donc par analogie, et plus encore par sa présence dans l'eau minérale, conclure que celui d'où sort la source en contient également. «Quant au trias, au contraire, il ne se rencontre pas dans l'intérieur de la chaîne proprement dite, mais il est très-développé sur les deux versants. Cette position, dans laquelle se trouvent aussi les terrains postérieurs au trias, résulte de mouvements importants qui ont eu lieu immédiatement après le dépôt du grès vosgien» (*Daubrée*, p. 101). — «Le sel gemme qui a été rencontré à la base du Muschelkalk à Saltzbronn, sur la limite même de la Moselle et du Bas-Rhin, se prolonge sans doute dans l'intérieur de ce dernier département» (*Daubrée*, p. 139).

A Soultz-sous-Forêts, distant de 21 kilomètres, on exploita jusqu'en 1834 une source d'eau salée.

Il est facile par là de se rendre compte de la présence de substances salines dans une source; elle ne fait que les dissoudre en traversant les terrains qui les contiennent. Ainsi, pour le fer, des observations plus directes nous expliquent la raison de sa présence dans l'eau de Niederbronn: «Dans un échantillon ordinaire de limon jaune des environs de Niederbronn, j'ai trouvé 4,53 pour 100 de péroxide de fer» (*Daubrée*, p. 223). Il y a même dans des localités rapprochées des dépôts de minerai de fer assez abondants pour qu'on les exploite, comme à Reichshoffen, Gundershoffen, Zinswiller, Mietesheim, forêt de Haguenau, etc. Les analyses de MM.

Engelhardt et Alfred de Turckheim y ont décélé des indices d'arsenic qu'on retrouve aussi dans la source.

Les sources minérales de Crausac (Aveyron) en donnent un curieux exemple : le sol qui entoure la source, et à une assez grande distance, se couvre d'efflorescences salines analogues aux sels contenus dans l'eau minérale, ce qui ne permet pas de douter pour cette source, et que l'analogie porte à croire pour d'autres, qu'elles ne sont qu'une dissolution naturelle.

C'est à la présence de la couche d'argile contenue dans ce terrain que nous devons la présence de la source ; cette couche d'argile empêche l'infiltration des eaux et la force à s'élever comme dans un siphon jusqu'au point d'où elle sort de terre ; elle doit venir d'une hauteur considérable, puisque la pression est assez grande pour l'élever à une vingtaine de pieds au-dessus du point d'émergence.

L'eau de la source a une température invariable et supérieure à celle des sources d'eau douce qui existent dans la localité. La géologie nous apprend qu'il y a au centre de la terre un feu constant, les éruptions volcaniques semblent le prouver ; dans le forage des puits artésiens on a trouvé que la chaleur augmente de 1 degré centigrade pour une profondeur de 30 à 40 mètres ; il faudrait une profondeur d'une demi-lieue pour acquérir la température de l'eau bouillante. D'après ce principe on pourrait assigner à notre source une profondeur de 5 à 600 mètres, soit immédiatement au-dessous de sa sortie de terre ou plutôt en pénétrant du côté de la montagne.

Des médecins ayant une grande autorité dans la science, comme MM. Fodéré, Patissier, Becquerel, Alibert, etc., ont, il est vrai, essayé de faire adopter d'autres idées ; ils croient à une chaleur propre aux eaux, différente du calorique que nous produisons artificiellement ; ils font intervenir dans sa production l'électricité, la combinaison des principes chimiques, car on sait que dans toute combinaison chimique il se produit un dégagement de chaleur et d'électricité.

A cela nous répondrons en demandant si on a cherché à démontrer que la chaleur produite par le soleil diffère de celle que nous produisons artificiellement ; nous demanderons en outre par quelle combinaison chimique est produite la chaleur qu'on trouve dans l'eau pure jaillissant des puits artésiens.

L'explication qui paraît la plus plausible est donc celle qui admet que la cause de la chaleur invariable observée dans nos eaux minérales est due à la profondeur d'où elles viennent.

Mais il ne faudra pas juger par le calorique que nous observons à leur sortie des entrailles de la terre, de celui qu'elles doivent avoir à leur origine, car elles en perdent une partie plus ou moins considérable, suivant l'étendue de leur parcours souterrain et des courants d'eau froide avec lesquels elles peuvent se mêler.

Nous terminerons en rapportant les paroles de M. Constantin James (*Guide pratique*, p. 14) : « Une particularité bien merveilleuse, c'est que, de tant de substances qu'elles rencontrent dans leur trajet souterrain, les eaux ne dissolvent guère que celles qui sont les plus salutaires au corps de l'homme. Elles ressemblent en cela à certains végétaux qui puisent dans le sol tels ou tels éléments qui nous conviennent, sans toucher à d'autres qui nous seraient contraires. Tant il est vrai que, là où nous n'allions voir qu'un simple fait géologique, il nous faut reconnaître une main tutélaire dont on ne saurait assez admirer la providence ! »

CHAPITRE II.

Propriétés physiques.

L'eau en sortant de la source est d'une limpidité parfaite ; à la voir aussi belle , aussi pure , on la prendrait pour de l'eau de roche.

On voit monter et se dégager continuellement à sa surface des bulles gazeuses ; elles sont loin toutefois d'être aussi nombreuses que dans certaines eaux ; le gaz qui se dégage est celui que la pression de l'air n'a pu retenir ; mais il y en a une certaine quantité qui reste dissous et ne se montre que quand on fait bouillir l'eau ; il est composé d'un mélange d'acide carbonique et d'azote.

L'eau des bassins a une couleur jaunâtre , ocreuse, due à la décomposition de certains sels qui se déposent au fond ; l'excès d'acide carbonique, nécessaire pour tenir en dissolution les carbonates de chaux , de fer et de magnésie, se dégage, ces sels se précipitent, ceux de fer surtout qui produisent partout où ils se trouvent cette teinte caractéristique. Malgré cette couleur, les parties supérieures de l'eau des bassins est parfaitement limpide, et, puisée dans un verre, elle est aussi pure que celle qui s'écoule de la coquille de marbre rouge.

Il y a des époques plus ou moins éloignées où cette teinte ocreuse s'éclaircit jusqu'à une profondeur de plusieurs pieds ; les habitants de la localité prétendent même que cette transparence se reproduit habituellement après chaque période de sept années ; une telle croyance n'a aucun fondement, car ce phénomène s'est reproduit à des époques bien plus éloignées. On a cherché à lui trouver bien des explications et on a émis bien des théories : aucune ne repose sur des faits , jamais on n'en a démontré la cause réelle par la moindre expérience, ce ne sont que des hypothèses gratuites.

Les gaz que contient l'eau minérale sont en assez grande quantité pour dissimuler en partie sa saveur, de sorte qu'elle est supportable au goût; elle n'est que très-légèrement salée ; bien des personnes venant aux eaux et qui au début la prenaient avec une certaine répugnance la boivent souvent au bout de peu de temps même avec plaisir, surtout par les fortes chaleurs, parce qu'alors elle semble plus fraîche.

Cunier écrivait en 1827 que quelques personnes, qui en avaient fait usage il y a 30 à 40 ans, disent qu'elles avaient alors un goût d'œufs pourris, qu'on ne leur retrouve plus aujourd'hui. Son odeur est nulle, et pas plus que sa saveur elle ne rappelle la présence d'un principe sulfuré[1]. «En creusant en 1850 un puits dans le couvent de Niederbronn, sur un emplacement où il avait existé autrefois une tannerie, on rencontra à 7 mètres de profondeur, dans la nappe d'infiltration, une eau exhalant une forte odeur d'hydrogène sulfuré; mais bientôt elle reprit les caractères ordinaires» (*Daubrée*).

La température de la source est généralement de 17°,50 centigrades; le même auteur a trouvé, comme moyenne d'une observation faite depuis huit années, 17°,80; nos observervations propres nous ont donné une moyenne de 17°. Elle ne gèle jamais en hiver par suite de cette température invariable. Quand l'atmosphère est très-froide il s'élève au-dessus de la source une vapeur qui ressemble à un brouillard; ce sont des vapeurs condensées.

Sa densité, à cause de la grande quantité de sels tenus en dissolution, est plus grande que celle de l'eau ordinaire; elle marque 1° à l'aréomètre de Baumé. Comme sa densité est plus grande, il faut aussi une température plus élevée pour l'amener à l'ébullition; c'est ce qui fait

---

(1) Quelques personnes la comparent bien à celle de la terre nouvellement humectée, mais on éprouve cette sensation avec n'importe quelle eau.

qu'un bain de notre eau minérale, à un degré thermométrique égal, sera plus chaud qu'un bain d'eau douce.

Selon M. Daubrée, la source principale fournit à elle
seule à peu près 221 litres d'eau par minute. «Connais-
sant le volume de la source principale de Niederbronn
et la proportion de matière saline qu'elle contient, il est
facile d'évaluer la quantité de sels qu'elle emporte hors
du sol dans un temps donné. Cette quantité, qui est pour
une minute de 1^k,021, s'élève pour une année à 53,636
kilogr., ou à 233 mètres cubes, en admettant pour la
densité moyenne des sels celle de 2,30. Depuis un siècle
seulement la source principale seule a par conséquent
dissous dans la profondeur du sol un volume de sels qui
est de 23,300 mètres cubes, volume qui équivaut à celui
d'une couche d'un mètre d'épaisseur, ayant pour base
un carré de 152 mètres de côté» (p. 365).

Exposée à l'air libre dans un vase ouvert, une carafe
par exemple, afin de mieux se rendre compte de ce qui
se passe, l'eau reste claire, ne se décompose pas et conserve toutes ses propriétés.

Par conséquent, mise en bouteille et promptement
bouchée, de façon à y laisser le moins d'air possible, elle
se conserve indéfiniment, car les sels qui forment les
éléments de son action ne s'altèrent pas.

Comme toutes les eaux contenant une grande quantité
de sels en dissolution, elle est impropre aux usages do-
mestiques, elle ne dissout pas le savon, donne au linge
une teinte jaunâtre.

CHAPITRE III.

Propriétés chimiques.

L'eau de Niederbronn n'a pas de réaction acide ou
alcaline bien tranchée; quand on la met en contact avec
le papier bleu de Tournesol, elle finit par le rougir un

peu, ce qui tient à la présence de l'acide carbonique ; mais cette réaction acide est très-faible ; elle produit aussi, mais lentement, une coloration verte quand on la met au contact du sirop de violettes.

Nous ne rapporterons pas les anciennes analyses faites avec des procédés imparfaits et des idées qui ne concordent plus avec celles de la chimie moderne. Nous n'en parlerons que pour mentionner un résultat important, c'est : *la composition invariable de nos eaux* ; en effet, en comparant le résultat brut des analyses les plus anciennes, celles qui leur ont succédé et celles faites avec des procédés infiniment plus parfaits par des chimistes aussi distingués que MM. Miahle et Figuier, nous trouvons que le poids des substances salines contenues dans un litre d'eau minérale obtenu par l'évaporation directe est toujours le même.

«Ajoutons que, d'après une ancienne analyse faite en 1753 par le docteur Leuchsering, la proportion de matières salines a été trouvée de $4^g,76$ par litre. MM. Gerboin et Hecht y ont indiqué en 1809 une proportion de $4^g,71$. La quantité de matières salines renfermées dans l'eau de Niederbronn ne paraît donc pas avoir sensiblement varié depuis un siècle» (*Daubrée*, p. 364).

Nous ferons remarquer que bien peu d'eaux minérales jouissent de ce privilége, la plupart sont susceptibles de varier dans la proportion des matières salines qu'elles contiennent ; cela a été constaté pour les eaux de Spa, Seltz, Forges, etc. Nous lisons dans le même auteur, p. 368, à propos de Soultzbad : «Le résidu de l'évaporation, qui était de $2^g,60$ par litre au printemps de 1725, s'élevait à $4^g,25$ à l'automne de la même année» (*Analyse du chimiste Schurer*). Et plus bas : «D'après des essais qui se poursuivent encore, la salure continue à varier notablement.» — «Le volume de la source est sujet lui-même à des variations.»

MM. Miahle et Figuier ont analysé l'eau de Niederbronn en 1848; ils ont trouvé par litre :

	gram. cent.
Chlorure de sodium	3,070
— de calcium	0,825
— de magnésium	0,288
— de potassium	0,260
Carbonate de chaux	0,120
— de magnésie	traces
— de péroxide de fer	0,091
Sulfate de chaux	0,090
Brômure de sodium	0,040
Oxide de manganèse	
Silicate de fer	traces
Alumine	
	4,784

M. Kosmann, en 1851, outre les substances connues
avant lui, en a découvert plusieurs autres; un litre d'eau
minérale contient selon lui :

	gram. cent.
Chlorure de sodium	3,08857
— de potassium	0,13198
— de calcium	0,79445
— de magnésium	0,31171
— de lithium	0,00433
— d'ammonium	traces
Brômure de sodium	0,01072
Iodure de sodium	traces
Sulfate de chaux	0,07407
Carbonate de chaux	0,17902
— de magnésie	0,00653
— de fer	0,01035
Silicate de fer avec traces d'oxide de manganèse	0,01502
Silice pure	0,00100
Alumine	traces
	4,62795

Ce qui correspond à :

Sels solubles dans l'eau . . . 4,41593
Sels dissous par l'acide carbonique 0,21202
————————
4,62795

D'après M. Robin *(analyse faite en 1833)*, l'eau qui s'écoule de la pyramide fournit par heure 1127 centimètres cubes de gaz libre qui se dégage sous formes de bulles, ce qui correspond à 0,86 par litre d'eau. La quantité de gaz tenue en dissolution est plus forte, car un litre en retient 28,50 centimètres cubes.

Cent parties de gaz en dissolution sont composées de :

Azote 62,41
Acide carbonique 57,59
————————
100,00

Ainsi un litre d'eau renferme :

centim. cubes.
Azote 17,66
Acide carbonique 10,64
————————
28,50

La moyenne de toutes les analyses faites jusqu'à présent est de 4^g,74 de sels par litre d'eau. Nous voyons que ce sont les principes chlorurés qui prédominent, c'est donc une eau *saline chlorurée*.

Voilà ce que peut nous expliquer l'analyse chimique, nous donner une idée de la nature des corps que nous employons, les formes sous lesquelles ils se trouvent dans l'eau minérale ; mais pas plus que pour le sulfate de quinine, par exemple, dont elle connaît parfaitement la composition, elle ne peut nous expliquer son mode d'action. On sait que cette science vient de naître, et que malgré cela elle a fait plus de progrès dans le court espace d'un demi-siècle que d'autres sciences pendant un très-grand nombre de siècles ; ses moyens d'investigation s'étendent tous les jours, et il est fort probable qu'on découvrira encore des substances inconnues aujourd'hui, c'est ce que démontrent les deux dernières analyses citées plus haut, qui ont fait découvrir dans la source la présence de substances dont on ne soupçonnait pas même l'existence auparavant, comme le chlorure de potassium, le brôme, l'iode, l'arsenic, la silice; et ici, comme pour beaucoup de médicaments, l'expérience avait fait pressentir ce que nous a révélé l'analyse chimique, c'est que la présence de ces sels nous fait comprendre leur efficacité dans certaines maladies, pour lesquelles on employait ces eaux sans connaître encore leur composition.

Il en est de même pour le fer, dont on avait reconnu l'action favorable dans la chlorose depuis que la médecine existe pour ainsi dire, et ce n'est que depuis quelques années que la chimie a fait voir que dans cette maladie il y avait diminution de fer dans le sang.

Ce qui prouve que la chimie n'a pas encore tout dit, c'est que les chimistes ne sont pas encore tout à fait d'accord sur la manière dont les principes minéraux sont unis; aussi M. Soubeiran dit dans son excellent traité de pharmacie : «Quelle que soit l'habileté du chimiste qui se sera occupé d'analyser une eau minérale, on pourra douter encore qu'il y ait tout vu, car la science marche et fait naître de nouveaux moyens d'investigation. C'est ainsi qu'elle a prouvé un jour que beaucoup d'eaux que l'on croyait minéralisées par l'hydrogène sulfuré, l'étaient par des sulfures alcalins ; qu'elle a fait trouver dans les eaux minérales l'iode, le brôme et l'arsenic, agents actifs et dont on ne pouvait soupçonner l'existence. »

Est-ce à dire qu'ici le rôle de la chimie n'a aucune importance ? Non, par l'analyse nous trouvons des moyens de classement et de comparaison, l'étude isolée de ces substances nous fait très-souvent pressentir des effets que la thérapeutique vient confirmer ; ce sont deux moyens d'investigation qui se prêtent un mutuel appui et se contrôlent réciproquement.

CHAPITRE IV.

Notions fournies par la composition chimique.

Nous avons déjà fait observer que l'analyse chimique ne pouvait nous expliquer d'une manière complète l'action d'une eau minérale; en effet, nous verrons qu'en appréciant l'une après l'autre les substances que contient la source de Niederbronn, on en trouve qui ont des propriétés fort différentes, quelquefois même opposées; aussi répèterons-nous avec la plus grande conviction les paroles du chimiste Chaptal, qui compare l'analyse d'une eau minérale à la dissection d'un cadavre; c'est une comparaison frappante de vérité, car, dans l'un et l'autre cas, par ces moyens d'investigation physique, on isole un certain nombre de parties constituant l'ensemble du corps humain ou du médicament minéral, mais on ne découvre pas pour cela ce qui donne une activité spéciale à ces deux êtres, c'est-à-dire la vie à l'un, des vertus thérapeutiques à l'autre.

Nos eaux produisent des effets que ne pourrait faire soupçonner l'analyse chimique. Qui se douterait que trois grammes de chlorure de sodium par litre, à côté de sels en bien moindre quantité, qui n'ont généralement aucune propriété purgative, produisent un effet quelquefois plus prononcé qu'une bouteille d'eau de Sedlitz par exemple?

Les chimistes ne nous expliqueront pas plus ce phénomène que certains médecins qui veulent se rendre compte de l'action d'agents médicinaux sur l'organisme, en les mettant en contact avec des membranes privées de vie.

M. Gavarret, l'éminent professeur de physique à la Faculté de médecine de Paris, a dit dans son discours d'ouverture, mars 1854 : «Oui, dans l'accomplissement de toute fonction de l'organisme vivant, nous rencontrons l'intervention nécessaire des lois de la mécanique, de la physique ou de la chimie ; mais hâtons-nous de le proclamer, il n'est pas une seule de ces fonctions qui rentre tout entière dans le domaine exclusif de ces sciences. En dehors de ces actions mécaniques, physiques ou chimiques, vous rencontrerez dans toute fonction un groupe de phénomènes qui échappent complétement aux lois connues qui régissent la matière morte.» Et un peu plus bas : «Voilà une série de phénomènes (en parlant de la vision), et vous en trouverez d'analogues dans toutes les fonctions de l'économie, qui ne rentrent dans aucune des lois de la physique, qui sont caractéristiques de l'état de vie et nous révèlent l'existence d'un état particulier de forces que, sous peine de tout confondre, nous devons conserver dans la science de l'homme sous le nom de *forces* ou *propriétés vitales.*»

Ces paroles ont une grande signification, surtout sortant de la bouche d'un physicien.

Une eau minéralisée au même degré que l'est la nôtre doit avoir une action énergique sur le corps humain; aussi, avant d'en parler, nous allons passer en revue les diverses substances qu'elle renferme, cela nous aidera à mieux comprendre cette action, et même les effets qu'elles peuvent produire dans plusieurs maladies.

Chlorure de sodium. — Tous les fluides animaux et végétaux en contiennent; il existe à l'état normal dans le sang, dans la proportion de 6 grammes à peu près par litre ; aussi la nature l'a-t-elle répandu partout. A doses modérées il stimule doucement les organes digestifs, excite l'appétit, favorise la digestion. On l'a employé dans les engorgements chroniques du foie, les obstructions du bas-ventre, les constipations habituelles, les mucosités de l'estomac, les affections scrophuleuses de toutes formes, quelques maladies cutanées. On l'a préconisé en bains dans les maladies de la peau, des articulations, les névroses.

A haute dose, il est purgatif; irritant sous forme de bain de pied, de lavement.

Pris en grande quantité et pendant longtemps, il peut produire une dissolution du sang, un véritable scorbut; c'est son usage habituel et prolongé dans la viande salée qui est une des principales causes de scorbut chez les marins. Il est prouvé que le chlorure de sodium est d'une incontestable utilité chez les personnes affaiblies sans être malades. M. Plouviez a démontré à l'Académie des sciences en 1847 que : 1° le sel marin n'est pas seulement un coadjuteur à l'alimentation, mais un aliment comme le pain, la viande; 2° son emploi bien dirigé peut être d'un avantage immense chez les personnes affaiblies, d'un mauvais tempérament, etc.; 3° qu'il donne de la force, de la vigueur.

Chlorure de calcium. — Il exerce une influence stimulante sur l'économie; on prétend qu'il agit particulièrement sur les glandes lymphatiques, il est utile dans la débilité générale, les scrofules, les tumeurs froides scrofuleuses, les tumeurs des articulations. Les médecins allemands surtout l'ont beaucoup employé et lui accordent une confiance particulière; Sundelin dit dans le traité de chirurgie de Rust, vol. 3, p. 565, qu'on peut comparer hardiment ce corps à certains composés mercuriels et antimoniaux, mais qu'il agit plus énergiquement sur le système nerveux, qu'il doit être rangé parmi les résolutifs les plus puissants, et possède aussi des propriétés diurétiques.

Chlorure de magnésium, de potassium, possèdent des propriétés analogues.

Carbonate de chaux. — Les chimistes disent qu'il est insoluble dans l'eau, il se trouve ici dissous en quantité assez notable à cause de l'acide carbonique; il absorbe les acides de l'estomac, facilite la digestion quand l'estomac en est surchargé.

Carbonate de magnésie. — Également antiacide, utile

dans le pyrosis, les éructations après les mauvaises digestions; il a été préconisé surtout dans la goutte, la gravelle, agit dans ces maladies en empêchant la formation morbide d'acide urique.

Carbonate de protoxide de fer. — Les sels de fer à l'état de protoxide sont plus facilement assimilés que sous une autre forme, il existe à l'état normal dans le sang; «l'énergie des fonctions vitales étant en raison directe de la proportion des globules dans le sang, on comprend sans peine combien grande doit être l'importance de la présence d'une quantité suffisante de fer dans l'économie» (*Bouchardat, Mat. méd.*, p. 660). C'est un tonique astringent, utile dans les névroses, les engorgements chroniques des viscères abdominaux, l'anémie, la chlorose, la leucorrhée, rétablit les règles, etc.

Sulfate de chaux. — Corps insoluble dans l'eau, ici également dissous à la faveur de l'acide carbonique.

Brômure de sodium et *iodure de sodium.* — Médicaments qu'il faut placer à la tête des fondants, des antiscrofuleux; agissent comme résolutifs des tumeurs osseuses, dans les rhumatismes chroniques, invétérés, les dartres, la leucorrhée, les règles supprimées; ces sels stimulent l'activité des fonctions digestives. On peut résumer leur action en disant qu'elle se porte principalement sur les glandes et les vaisseaux lymphatiques, les organes de la résorption, les muqueuses et le système génito-urinaire.

Silicate de fer, silice, alumine. — Il faut attacher à ces corps plus d'importance qu'on ne leur en a donné jusqu'à présent. S'ils étaient inutiles, seraient-ils si répandus dans la nature, sous toutes les formes, dans presque toutes les eaux minérales et même les eaux douces?

Acide arsénieux. — Le nom d'arsenic inspire bien de l'effroi, mais il cessera quand on saura que les paysans du Tyrol, de la Bohême, en prennent habituellement pour augmenter leur appétit, se fortifier, acquérir de l'embonpoint, que les jeunes filles un peu coquettes, là comme partout ailleurs, en font usage pour conserver à leur teint sa fraîcheur et son coloris ; depuis très-long-temps on l'emploie dans l'art vétérinaire pour donner de l'appétit aux chevaux et du lustre à leur poil.

Ce médicament, à la dose égale à celle qui se trouve dans nos eaux, n'a que des propriétés bienfaisantes ; aussi, à petites doses, de manière à n'exercer aucune action toxique, les médecins de tout temps l'ont mis à profit dans beaucoup de maladies, comme les fièvres intermittentes, les maladies de la peau, les gastralgies, névralgies de toute espèce ; on l'a recommandé récemment dans les congestions cérébrales, la disposition apoplectique (*Académie des sciences, 12 mai 1856*). A ces doses modérées cette substance excite les ganglions, la moëlle épinière, l'assimilation, la résorption, les sécrétions, etc.

La présence de l'arsenic dans certaines eaux minéraes a été constatée par les chimistes les plus distingués, comme le baron Thénard, Liebig, Figuier, Miahle, O. Henry, etc. M. Chevalier a lu à l'Académie de médecine (25 janv. 1855) un rapport dans lequel il constate que plusieurs eaux minérales contiennent de l'arsenic, Nie-derbronn est de ce nombre. Il fait la remarque que les eaux actives de France qui en contiennent, il est vrai en petite quantité, n'ont pas été moins fréquentées depuis qu'on a pu apprendre qu'elles contenaient un principe toxique, mais qui, à de petites doses, peut être salutaire. Que M. Valchner avait déjà traité cette question, avait établi que la présence d'arsenic dans les eaux minérales était peut-être la cause de l'effet salutaire de ces eaux et qu'elle expliquait l'action du liquide qui jusque-là n'avait pas été bien comprise ; cette opinion est aussi celle de Thénard.

Acide carbonique. — Il existe dans les globules et le sérum du sang en quantité presque indéfinie, il y est as-similé. C'est à cet état qu'il se trouve également dans l'eau de la source, et non dissous simplement comme dans une bouteille d'eau gazeuse artificielle. M. Mialhe a démontré (*Académie de médecine, 5 août 1856*) le rôle important que joue l'acide carbonique, et il termine par ces conclusions : 1° L'acide carbonique, loin d'être un produit excrémentitiel, n'ayant aucune utilité et devant être rejeté de l'économie animale, comme on le prétendait jusqu'à présent, est au contraire, en raison des bicarbonates auxquels il donne naissance, l'agent le plus indispensable des phénomènes de dissolution et de circulation des éléments calcaires et magnésiens et de combustion des matières sucrées ; 2° aussi existe-t-il dans l'organisme en quantité considérable et suffisante pour assurer la réalisation des réactions importantes auxquelles il préside ; et si, par hypothèse, il venait à faire défaut, la mort en serait bientôt l'inévitable conséquence.

Ce gaz ne joue pas ici un rôle aussi grand que dans les eaux gazeuses ; existât-il en plus grande quantité, que nous n'aurions rien à y gagner, l'eau n'aurait pas une vertu purgative aussi puissante. D'ailleurs, la température en est déjà un peu élevée pour qu'elle soit gazeuse. Il semble jouer son principal rôle dans la composition chimique, en favorisant la dissolution de certains sels. Ses propriétés thérapeutiques ne sont cependant pas nulles, car il est en quantité assez grande pour exciter doucement l'estomac et favoriser l'action de l'eau, pour calmer cet organe et empêcher les vomissements. C'est à ce gaz en partie qu'est due l'espèce d'ivresse, de pesanteur de tête, de fausse migraine, de lassitude dans les membres, de fatigue qu'on éprouve quelquefois les premiers jours de l'ingestion de l'eau minérale.

Azote. — Comme l'acide carbonique, l'azote existe dans le sang ; son action sur l'économie est peu connue ; on sait qu'il n'est pas respirable ; il existe cependant dans l'air ; ne pourrait-on pas dire qu'il sert à mitiger l'action trop énergique de l'oxigène, si ce dernier était seul, et qu'il exerce aussi une action mitigeante, de nature encore inconnue, dans l'eau minérale ?

L'eau de Niederbronn se fait remarquer par l'absence de matières organiques, c'est ce qui permet de la transporter facilement et empêche son altération, chose qui arrive pour tant d'eaux minérales.

Les propriétés de chacun de ces corps nous donnent déjà une idée de la manière dont nous pouvons comprendre leur action; mais il y a loin de ces notions à celles que nous fournit l'expérience, quand elle applique ces substances réunies dans l'eau minérale. De prime abord on se douterait peu de leur influence favorable sur des maladies où on ne les emploie jamais dans la médecine ordinaire. Ces substances réunies, ayant quelques-unes d'entre elles des propriétés fort différentes, forment un médicament spécial dont il faut étudier les propriétés comme s'il était simple. C'est que, associées, elles produisent des effets tout autres qu'isolées; il en est de même pour beaucoup de médicaments, le diascordium, la thériaque; l'opium, par exemple, uni à l'ipécacuanha, est un diaphorétique puissant, et ni l'une ni l'autre de ces substances prise séparément ne jouit de cette propriété.

CHAPITRE V.

De l'eau minérale artificielle et de l'eau naturelle transportée.

La chimie n'ayant pas encore la certitude absolue d'avoir découvert toutes les substances contenues dans une eau minérale, étant encore dans le doute sur les combinaisons qu'affectent les composés que l'analyse est parvenue à isoler, il est évident qu'on ne pourra pas imiter une eau naturelle, ni par conséquent la remplacer par une eau artificielle; cependant on est allé jusqu'à dire que dans la fabrication des eaux minérales l'art avait surpassé la nature.

Il est facile de voir que cette proposition est une erreur profonde ou plutôt un sophisme inventé par la spéculation, et que jamais on ne parviendra à imiter exactement une eau naturelle. Trouvera-t-on par exemple le
secret de dissoudre dans nos eaux le fer, la silice, l'alumine, les sels de chaux, sous les mêmes formes que ces
corps y existent? à assimiler l'azote et l'acide carbonique,
de façon à ce que ces gaz ne s'échappent pas en totalité,
quand l'eau est exposée à l'air ?

On demandait à un candidat qui soutenait une thèse,
si les eaux minérales artificielles pouvaient ressembler
aux eaux minérales naturelles ? Comme le singe ressemble
à l'homme, répondit-il *(Alibert)*.

L'emploi de l'eau artificielle étant écarté, on posera
une autre question, à savoir : si, dans certains cas, il
n'est pas possible de faire usage de l'eau naturelle transportée. Il y a souvent des malades que les frais de voyage
arrêtent, auxquels la gestion de leurs intérêts ne permet
pas de s'absenter, qu'un état maladif ou un obstacle
quelconque empêche de se transporter jusqu'aux sources.
Les circonstances sont tellement changées alors qu'il n'y
a guère lieu d'attendre le même résultat qu'en subissant
le traitement à la source même. En effet, on ne se soustrait pas à l'influence des causes qui ont produit ou entretenu l'affection morbide. Si le malade ne se soumet
pas aux mêmes influences hygiéniques que dans un établissement de bain, s'il ne prend pas dans un air salubre
un certain exercice qui seconde l'effet des eaux, si l'eau
n'est pas prise à la même température, on ne peut guère
s'attendre aux mêmes résultats ; *les circonstances n'étant
pas les mêmes, les effets ne peuvent être identiques.*

La plupart des eaux éprouvent une certaine altération
quand elles ont été transportées ; celles de Niéderbronn,
par suite de l'absence de matières organiques, se prêtent
très-bien au transport, mieux que celles de Plombières,
de Luxeuil, de Vichy même ; aussi, quand on les puise

avec toutes les précautions nécessaires, elles rendent d'assez grands services; les sels qui leur communiquent leurs propriétés purgatives ne s'altèrent pas.

L'eau de Niederbronn transportée sera surtout utile dans les cas où l'on voudrait préparer une cure avant de faire usage des eaux à l'établissement même, et plus souvent encore pour achever une cure faite à la source et qui exige que l'on continue pendant quelque temps l'usage des mêmes moyens.

CHAPITRE VI.

Effets physiologiques de l'eau de Niederbronn.

C'est le matin à jeun qu'on boit l'eau de la source; l'ingestion d'un premier verre n'offre rien de particulier, l'eau a un goût salé qui n'est pas même excessivement prononcé, elle laisse à l'arrière-gorge une légère sensation d'âcreté, due aux sels de chaux, de magnésie et de brôme ; ce dernier surtout produit une sensation particulière connue de tous les médecins.

§ 1er. MÉTHODE PURGATIVE.

En prenant un 2e, un 3e et un 4e verre à intervalles assez rapprochés, 5 à 6 minutes, certaines personnes, mais le nombre en est très-restreint, obtiennent dans la matinée, le plus souvent dans la première heure qui suit l'ingestion du dernier verre, une ou deux selles liquides, se produisant facilement, sans coliques ; en continuant à cette dose les jours qui suivent, on obtient avec régularité une ou deux selles faciles quelque temps après avoir bu l'eau minérale.

Chez le plus grand nombre de personnes, cette dose de trois à quatre verres ne produit ordinairement qu'un effet diurétique très-prononcé.

Si, au lieu de se borner à 3 ou 4 verres, on en prend 6 à 8, toujours en observant entre eux le même inter-valle (5 à 6 minutes, 10 au plus), les selles se produisent très-souvent le premier jour au nombre de 3 ou 4, et, en continuant à prendre tous les matins 6 à 8 verres, on obtient presque toujours le même nombre de selles ; elles ne sont le plus souvent ni précédées, ni accompagnées de coliques ; le bas-ventre n'est ni douloureux, ni ballonné. De plus, on est obligé d'uriner abondamment, car toute l'eau ne passe pas par les selles.

En même temps qu'on se soumet à l'influence de l'eau minérale prise de cette façon, on sent l'appétit augmen-ter, l'estomac digérer facilement une plus grande quan-tité d'aliments que d'habitude. Certains tempéraments résistent à l'action des eaux, surtout les premiers jours ; cependant il est rare qu'avec de la méthode et de la per-sévérance, elles ne produisent leur effet au bout de peu de temps.

Il en est ici comme de tous les médicaments, toutes les personnes ne subissent pas leur influence au même degré ; cela dépend de ce qu'on appelle constitution, indiosyncrasie, mots qui, par parenthèse, n'expliquent rien du tout.

Quand, au bout de trois à quatre jours de tentatives, après avoir porté le nombre de verres jusqu'à 8 et même 10, on n'a obtenu aucune faveur, il faut chercher à aider leur action au moyen d'une substance purgative, qu'on choisira de préférence parmi celles qui ont avec les sels contenus dans l'eau minérale le plus d'analogie. Le chlo-rure de sodium, autrement dit sel de cuisine, a une amertume trop prononcée pour qu'on puisse le prendre ; on accordera la préférence au sulfate de soude, sulfate de magnésie ou au sel de Seignette ; il sera plus com-mode de faire dissoudre ce sel dans un verre d'eau mi-nérale que dans de l'eau ordinaire.

Nous avons remarqué sur un grand nombre de personnes, que celles qui prenaient des bains étaient plus facilement purgées; à quoi cela tient-il? On a prétendu que c'est à l'absorption de substances salines; cela peut jouer un rôle; mais nous croyons qu'on accepte cette explication trop facilement pour en rejeter ou en oublier une autre; nous voulons parler de la sympathie qui existe entre la peau et la muqueuse intestinale; qui ne sait le bien-être qu'on éprouve quand on souffre de l'estomac en prenant un bain d'eau pure seulement? et tel qui a une gastrite ou gastralgie et qui prend des bains en même temps que l'eau en boisson, sera sûr de guérir avec plus de certitude et plus vite que tel autre qui est atteint de la même affection, chez lequel l'eau prise en boisson produit les mêmes effets, et qui ne prendrait pas de bains. Un verre d'eau minérale, et même deux, pris dans le bain, en ayant le soin de la faire tiédir un peu, facilitent quelquefois le passage de l'eau.

Souvent aussi, en en prenant un verre ou deux le soir, un peu avant de se coucher, on est plus facilement purgé le lendemain matin.

Les personnes qui ne pourraient pas rester assez long-temps à jeun, auxquelles l'eau causerait des nausées, des envies de vomir, feront bien de prendre le matin une légère infusion aromatique, telle que: tilleul, camomille, fleur d'oranger ou de valériane.

Nous le répétons, il y a des personnes rebelles à l'action purgative des eaux; on est alors obligé d'user de plusieurs moyens artificiels, afin de les rendre plus sensibles à l'action évacuante. En voici un que nous mentionnerons: il suffit de faire tiédir au bain-marie l'eau minérale, ou quelquefois seulement les premiers verres, pour que l'effet purgatif se manifeste.

Ce phénomène est très-facile à expliquer; en effet, que se passe-t-il quand une grande quantité d'eau est ingérée coup sur coup sans produire de selles? C'est que cette eau est trop facilement absorbée par l'estomac et passe par les urines ; en élevant alors de quelques degrés sa température, de 10, 15, 20° tout au plus, l'eau devient ce qu'on appelle indigeste, c'est-à-dire que l'estomac se refuse à la supporter, à l'absorber, et elle est éliminée par une voie toute naturelle, les selles ; si sa température avait été trop élevée, il se produirait des nausées et la voie d'élimination serait encore plus rapide, il se produirait des vomissements.

Une personne ayant encore quelques forces peut supporter ce traitement, qui procure plusieurs selles par jour, pendant un certain temps sans en ressentir d'effets fâcheux. Le sang se porte vers les intestins, afin de fournir les matériaux de cette sécrétion exagérée qui donne la matière des selles, la tête devient libre par ce fait, l'esprit facile, l'embonpoint diminue un peu ; il n'y a qu'une personne déjà trop affaiblie qui ne pourrait supporter ces purgations répétées.

Ordinairement, après avoir fait usage de l'eau minérale pendant huit à dix jours, on ressent à l'anus un prurit assez incommode ; il tient à la congestion des veines du rectum, au passage des sels, et surtout de la bile, qui irritent la muqueuse ; au bout de quelques jours cette incommodité cesse d'elle-même.

Chez les personnes qui ne sont pas facilement purgées, un peu obèses et disposées naturellement à la transpiration, il se produit un autre phénomène, qui consiste dans des sueurs quelquefois très-abondantes, au point que quelques-unes d'entre elles en sont excessivement affaiblies, et souvent même obligées de renoncer à l'usage de l'eau minérale. Quand une substance est introduite dans l'économie et doit être éliminée par un organe, si celui-ci ne remplit pas le but qu'on en attend, il est suppléé par un autre ; c'est ce qui arrive pour les reins, ceux-ci ne débarrassant pas l'économie assez vite. la peau se charge d'éliminer ce surplus, de là ces sueurs.

En raison de la quantité de matières salines contenues

dans l'eau minérale, en même temps que des selles liquides qui soustraient au sang une grande partie de ses principes aqueux, ses principes se concentrent, produisent un appel aux organes, pour reprendre leur composition normale; à cela il faut ajouter les effets produits par les sueurs, l'exercice, les chaleurs de l'été. Il est facile de comprendre que la soif tourmente souvent les malades soumis à une cure, c'est un effet inhérent au traitement qu'ils subissent et auquel ils ne doivent pas attacher d'importance.

§ 2. Fièvre thermale.

Parmi les personnes qui font usage de l'eau minérale, un assez grand nombre éprouvent au bout de quelques jours une pesanteur de tête inaccoutumée, quelquefois même des vertiges, de l'insomnie, un abattement particulier dans les membres, ce qui fait dire à beaucoup d'entre elles qu'elles ont les jambes coupées; souvent le mal pour lequel on est venu chercher du soulagement s'exaspère, ce qui jette le découragement dans l'âme de plusieurs malades, leur fait croire à tort que les eaux leur sont contraires, et même les détermine à abandonner prématurément un moyen de guérison dont ils auraient infailliblement ressenti les bons effets plus tard.

C'est ce qu'on appelle la *fièvre thermale, excitation minérale.*

Cette stimulation n'est pas toujours nécessaire au bon effet des eaux, et ne se produit pas sur toutes les personnes; un très-grand nombre en font usage sous toutes les formes sans éprouver aucun phénomène de ce genre. Elle se dissipe le plus souvent au bout de quelques jours, et il est rare qu'elle devienne assez forte pour nécessiter la suspension de la cure. Si elle était trop forte, ou n'avait pas de tendance à cesser d'elle-même, les meilleurs moyens à lui opposer sont d'abord de diminuer un peu la quantité d'aliments, supprimer les excitants alcooliques, le café ; modérer un peu le mouvement s'il est porté jusqu'à la fatigue ; diminuer la dose d'eau minérale ; souvent pratiquer une légère saignée chez les personnes pléthoriques disposées aux congestions cérébrales; mais une chose qu'on néglige trop souvent et à laquelle les médecins attachent trop peu d'importance, c'est d'abaisser la température du bain quand elle est élevée, et quelquefois même de le suspendre momentanément. Car le calorique contenu dans l'eau du bain a aussi ses propriétés excitantes, le bain lui-même par sa nature, l'étendue des surfaces par lesquelles il agit sur un organe aussi important que la peau, impressionne l'économie et vient à son tour, n'en déplaise aux auteurs qui ont écrit sur les eaux minérales, ajouter sa part d'excitation à celle déjà produite par l'élément minéral. Pour s'en convaincre, on n'a qu'à voir ce qui se passe chez les personnes qui prennent des bains d'eau douce pendant plusieurs jours de suite à une température peu élevée. Et nous savons que l'eau minérale contient plus de calorique à la même température thermométrique que l'eau ordinaire.

Ce phénomène est une crise ; il est généralement d'un bon augure, et, sans ajouter complétement foi à l'ancienne doctrine des jours critiques, ne voyons-nous pas des phénomènes d'excitation se manifester dans des maladies chroniques, à la suite d'un usage suivi de l'iodure de potassium, des sels de mercure, des préparations sulfureuses ?

Au bout de 12 à 15 jours ordinairement, il se produit un ordre de phènomènes inverse, plus constant que la fièvre thermale, caractérisé par de la pâleur, une dépression dans les forces ; c'est la conséquence de l'action des eaux qui, soustrayant tous les jours une partie des principes contenus dans le sang, y introduisant des sels qui exercent sur lui une action dissolvante, produisent les premiers symptômes d'une *dissolution humorale*. Plus les malades sont facilement purgés, plus au contraire la diminution dans la plasticité du sang met de temps à se montrer ; par conséquent, plus un malade a de difficultés à obtenir des évacuations, plus cette dissolution se montre de bonne heure ; en effet, c'est par les évacuations que la plus grande quantité des sels est éliminée ; quand cette voie fait défaut, toute cette quantité de sels ingérés pour produire un effet purgatif, sont retenus dans l'économie, agissent sur la composition du sang et changent sa nature intime. Aussi ne faut-il pas trop se fier à l'innocuité apparente de nos eaux, une cure faite sans méthode peut provoquer de grands ravages ; aussi, nous avons vu plusieurs personnes, mettant de l'obstination à prendre des quantités d'eau minérale d'autant plus fortes qu'elles ne voyaient pas d'effet évacuant, montrer une dissolution assez forte pour voir les gencives saigner avec la plus grande facilité, l'haleine devenir fétide, les dents remuer, en un mot tous les symtômes du scorbut.

Nous l'avons déjà dit, il y a des constitutions rebelles à l'effet purgatif, ne croyez pas qu'un médicament doit produire sur vous le même effet que sur d'autres personnes, et vous guérir bon gré mal gré ; quand les moyens dont l'art dispose ne réussissent pas à vous faire obtenir l'effet désiré, renoncez plutôt à l'usage de l'eau minérale que d'obtenir des résultats qui peuvent compromettre la santé, sans avantage pour le mal dont vous êtes atteint.

§ 3. Méthode altérante.

Si, au lieu de prendre l'eau minérale d'après la méthode précédemment indiquée, c'est-à-dire à intervalles rapprochés, on boit 3 ou 4 verres et plus, à intervalles plus distancés ; si on laisse, je suppose, 10, 15 et même 20 minutes entre l'ingestion de chaque verre, l'eau du premier verre a le temps d'être absorbée par l'estomac avant que le second ne vienne ajouter son action à celle du premier; celui-ci est absorbé à son tour quand le troisième est ingéré, et ainsi de suite; de sorte que l'effet purgatif n'a pas lieu. On peut ingérer de cette façon sans provoquer de selles 4, 5 et même 6 verres, qui en auraient produit probablement si on les avait pris coup sur coup, on peut même aller jusqu'à 8 et 10, qui en auraient provoqué à coup sûr si on n'avait pas laissé entre eux un intervalle suffisant; c'est ce qui constitue la *méthode altérante*.

Comme on le voit, l'eau minérale n'étant pas éliminée par les intestins sous forme de selles, pénétrant dans le sang, doit chercher à être éliminée par un autre organe, celui qu'elle choisit est le rein, et elle est expulsée par la sécrétion urinaire; aussi celle-ci est-elle plus fréquente et plus abondante chez les malades qui suivent cette méthode que chez ceux où l'eau minérale provoque des selles.

L'eau est ainsi absorbée, qu'on la prenne à la température de la source, qu'on la fasse refroidir ou chauffer.

En continuant tous les matins à prendre l'eau de cette manière, on sent l'appétit augmenter quoiqu'il n'y ait pas de selles, c'est que l'estomac est stimulé directement par les sels dissous dans l'eau ; l'économie entière se sent relevée, le teint se colore davantage, quelquefois la fièvre minérale se produit, nous en avons déjà assez parlé pour nous dispenser d'entrer dans de nouveaux détails; les personnes impressionnées par l'agent minéral prendront les mêmes précautions.

Cette méthode détermine une modification lente, intime de l'organisme, le sang devient plus diffluent, il se produit lentement et en petit, ce qui se passe lorsqu'on boit de grandes quantités d'eau minérale sans être purgé; mais la dissolution du sang n'est pas aussi grande, ne peut produire les mêmes accidents, parce que les reins ont le temps d'éliminer chaque jour le surplus des sels qui pourraient devenir nuisibles; on peut continuer im-

punément de la sorte pendant 25 à 30 jours; l'abattement, la pâleur ne sont pas toujours aussi prononcés
qu'en suivant la méthode purgative, cela se conçoit, parce
que là la méthode étant complexe, produit deux effets
à la fois. Il ne serait cependant pas prudent de continuer
au delà de 30 à 40 jours, car à la longue la dissolution
se montrerait infailliblement avec les mêmes symptômes
que ceux que nous avons retracés, et produirait les mêmes
inconvénients.

Ici également les constitutions sont impressionnées dif-
féremment, et il faut laisser au médecin le soin d'arrêter,
de suspendre momentanément ou de continuer le traitement ; une règle générale est impossible.

CHAPITRE VII.

Effets de la méthode purgative.

Cette méthode étant celle qui est le plus fréquemment
employée à Niederbronn, nous allons l'étudier avec certains détails, afin de mieux nous rendre compte de son
action.

Comme pour tout médicament, nous avons à étudier :
1° son action locale, 2° son action générale.

1° *Action locale à la surface de l'intestin.* — La nature
repousse les corps étrangers des voies digestives par les
selles et les vomissements, comme elle repousse par la
toux ceux des voies aériennes.

Les eaux de Niederbronn, prises à doses suffisantes,
produisent d'abord l'évacuation des matières contenues
dans les intestins, le résidu de tout ce qui a résisté à la
digestion, et cette première évacuation est semblable aux
excréments naturels, mais un peu liquifiés ; puis succèdent des selles liquides, composées des humeurs sé-
crétées par la surface des intestins, la bile, l'eau qui dissout les sels.

L'eau minérale excite fortement la sécrétion des glandes et des membranes muqueuses intestinales par l'irritation qu'elle produit ; cette stimulation augmente dans l'estomac la sécrétion du suc gastrique si nécessaire à la digestion, l'excitation se propage au foie et occasionne un afflux plus considérable de bile dans le tube intestinal, la tunique musculaire y participe également, ses mouvements, ses contractions s'accélèrent et tendent à porter au dehors les matières qu'il contient. L'étendue de cette action est encore augmentée par les villosités ou nombreux replis des intestins qui en multiplient la surface d'une manière remarquable. Par suite de cette irritation, le sang est appelé dans les parois intestinales, il vient sourdre à travers le tissu des membranes, mais il n'y passe pas tout entier, il s'opère une espèce de triage qui permet seulement à l'eau, aux matières salines, à l'albumine, de traverser les tissus, et retient la fibrine et les globules. Pendant ce temps, une partie de l'eau, celle qui n'est pas chassée par les selles, est absorbée par l'estomac surtout.

Les nausées, borborygmes, coliques sont rares, contrairement aux purgatifs drastiques qui déterminent constamment des coliques ; c'est pour cette raison que nos eaux peuvent être continuées pendant longtemps, leur effet sur l'intestin est peu durable, et malgré cela agissent assez vite.

2° *Action générale.* — C'est celle qui s'exerce sur toute la constitution ; il se produit une légère diminution dans la fréquence du pouls, une certaine dépression des forces ; c'est cette action dépressive sur les fonctions du corps, et notamment du cerveau, qui est la cause du ralentissement des battements du cœur et par conséquent du pouls ; c'est que, quand il se passe un phénomène important dans l'économie, l'activité des autres organes est diminuée. Dès que les selles ont cessé, et surtout dès que quelques aliments sont venus réparer les pertes que le corps vient d'éprouver, le pouls se relève et reprend son type normal.

Nos eaux n'entraînent à leur suite aucun malaise, aucune fatigue ; elles n'ont d'autre action dynamique que d'alléger l'économie, exciter les sécrétions, aviver les fonctions digestives, c'est ce qui leur a valu le nom de toni-purgatives, et ont la propriété d'agir sur tout le tube digestif. Ces purgations entraînent les principes putrides qui, dans bien des cas, altèrent le sang. Lorsque toutes les humeurs du corps sont acides comme dans la gravelle urique, la goutte, le diabète, par leur composition nos eaux ont l'avantage de purger et de détruire en partie l'excès d'acide urique.

Le sang, perdant une partie de ses principes, est plus concentré ; de là augmentation de vitalité, excitation des forces digestives appelées à réparer les pertes que l'économie vient de faire. En comparant ces effets à ceux de la saignée, on voit que dans une foule de cas les eaux de Niederbronn lui seront préférables. Elles opèrent en produisant une irritation, une espèce d'indigestion ; si elles agissaient seulement par endosmose, comment expliquerait-on les nombreuses évacuations liquides qui arrivent à la suite de l'administration d'une seule goutte d'huile de croton tiglium, de quelques centigrammes de poudre de résine de Jalap ?

On peut résumer ainsi les effets purgatifs de l'eau de Niederbronn :

L'action primitive a pour résultat :

1° De chasser les matières fécales contenues dans les intestins ;

2° D'augmenter la sécrétion de la muqueuse gastro-intestinale, et, par là, de diminuer la masse des liquides contenus dans l'économie qui, par cette voie, se débarasse du superflu qui ne peut plus servir à la nutrition ;

3° D'augmenter la sécrétion de la bile ;

4° De produire une révulsion puissante.

L'action secondaire a pour résultat :

1° De ralentir la circulation;

2° D'augmenter l'absorption, de faciliter la nutrition, afin de réparer les pertes que le corps a éprouvées.

CHAPITRE VIII.

Caractères spéciaux de l'eau de Niederbronn.

Par la prédominance des chlorures alcalins, surtout du chlorure de sodium, l'eau de Niederbronn appartient à la classe des eaux *salines chlorurées;* nous disons par la prédominance, parce qu'elle contient en outre d'autres sels fort actifs, comme ceux de brôme, d'iode, de fer, d'arsenic, etc., en moindre quantité, et qui, si on la classait à ce point de vue, la feraient ranger dans la classe des eaux brômées, iodées, ferrugineuses, arsénifères.

N'étant ni chaude ni froide (température de 17 à 18°), elle peut être rangée dans la classe des eaux *tempérées.*

Sa forte minéralisation (près de 5 grammes par litre) la met au-dessus de la plupart des eaux minérales de France et de celles qui avoisinent le Rhin; beaucoup d'entre elles, qui ont une grande réputation, comme Baden, Plombières, Luxeuil, Ems, Contrexeville, etc., contiennent des substances salines en proportion bien moindre, et ne peuvent, par conséquent, avoir des effets aussi actifs.

Quant à sa composition chimique, l'eau dont elle se rapproche le plus est celle de Hombourg; quant à ses effets, elle a la plus grande analogie avec celle de Carlsbad.

Ajoutons que les eaux de Niederbronn sont les seules de France qui peuvent être utilisées comme purgatives; celles de Bourbonne, qui ont avec elles beaucoup d'analogie, ne peuvent être employées dans ce but; elles sont trop excitantes par leur température élevée, produisent des nausées, des vomissements. Celles de Carlsbad produisent très-facilement des congestions vers le cerveau et une forte fièvre thermale. Celles de Hombourg sont trop fortes pour être supportées longtemps.

La composition des eaux de Niederbronn est telle, qu'elle réunit toutes les conditions désirées : elle a la température qui favorise le mieux ses effets ; si elle était plus faible, elle ne purgerait pas avec la même facilité ; si elle était plus élevée, elle aurait le même inconvénient et serait trop excitante ; elle est gazeuse à un degré suffisant pour exciter légèrement l'estomac, masquer un peu sa saveur ; si elle l'était plus, elle purgerait moins, monterait à la tête ; elle purge sans affaiblir ; elle peut être continuée pendant longtemps ; elle peut être prise sous toutes les formes, en boisson, en bains, douches, etc. ; elle a une minéralisation qui fait que si elle était plus forte, les eaux seraient trop irritantes ; si elle l'était à un degré plus faible, elles n'exciteraient pas assez et seraient complétement absorbées.

Nous savons qu'elle purge, voyons maintenant à quel ordre de purgatifs elle appartient, cela nous aidera à mieux en faire les applications, surtout si nous adoptons une classification physiologique fondée sur l'action des purgatifs sur l'intestin. Il y trois espèces de purgatifs :

Les *laxatifs* n'ont d'autre résultat que d'augmenter les contractions des intestins ; dans cette classe on range l'huile de résine, le tamarin, la manne, la crème de tartre, etc.

Les *cathartiques*, autrement dits purgatifs moyens ou *purgatifs doux*, comprennent les purgatifs salins, sel de Glauber (sulfate de soude), sel amer (sulfate de magnésie), chlorure de sodium (qui prédomine dans l'eau de Niederbronn), la rhubarbe, les eaux minérales de Sedlitz, Pullna, Hombourg, etc. Cette classe de purgatifs agit en irritant légèrement la surface des intestins et en augmentant en même temps leurs contractions.

Les *drastiques* irritent très-fortement les tissus sur lesquels on les applique, les enflamment même; ce sont des corps comme la coloquinte, gomme-gutte, jalap, aloès, etc.

Les eaux de Niederbronn appartiennent à la seconde classe, c'est donc un purgatif moyen, et mieux, un *purgatif doux* ; elles agissent par une véritable indigestion qui les repousse en tout ou en partie, occasionnent une pluie de sécrétion à la surface intestinale sans coliques, et accélèrent dans une douce mesure les mouvements péristaltiques.

Elles ont ceci de remarquable qu'au lieu d'affaiblir par les purgations, comme on s'y attendrait de prime abord, elles relèvent l'appétit, fortifient, c'est ce qui leur fait donner le nom d'eaux *toni-purgatives* ; cet effet est aussi dû en partie aux sels de fer, de brôme, etc., qui contre-balancent la débilité qu'entraîne à sa suite l'usage répété des autres purgatifs. C'est là le secret de son action dans plusieurs maladies que les purgatifs ne guérissent pas, et qui se trouvent cependant très-bien des eaux de Niederbronn, comme la chlorose, l'anémie, certaines névralgies.

Cet effet tonique est encore secondé par les bains qui, au lieu d'affaiblir, produisent sur la peau une astriction assez forte, comme le prouve la rudesse qu'on y constate; cette action, agissant de concert avec celle qu'ils exercent sur les fonctions de la peau, nous fait comprendre la guérison des dartres, de la suette et autres maladies de la peau.

Les eaux de Niederbronn purgent, c'est dans ce but qu'on les emploie le plus souvent; il n'en est pas moins un grand nombre de personnes qui peuvent guérir sans obtenir l'effet purgatif.

L'effet évacuant n'est pas toujours la cause principale des guérisons, les sels qui passent dans le sang exercent en même temps une action spéciale.

Nos eaux possèdent tous les éléments nécessaires pour

produire cet état particulier du sang, qui les fait ranger dans la catégorie des altérants, comme les chlorures alcalins, les sels d'iode, de brôme.

Le sang et les urines contiennent à peu près la même quantité de chlorure de sodium, par litre, que nos eaux.

La méthode purgative, la méthode altérante, ne sont que des antiphlogistiques *indirects*; ils ont le grand avantage, quand leurs effets sont produits, de n'avoir pas porté atteinte à la source la plus précieuse de la vie, d'avoir laissé le sang intact.

CHAPITRE IX.

Mode d'administration de l'eau de Niederbronn en boisson.

C'est le matin à jeun, quelque temps après être sorti du bain, qu'il faut boire l'eau de Niederbronn. Ce moment est le plus favorable, parce que la digestion est alors achevée, l'estomac vide, et par conséquent plus propre à subir son action.

La quantité d'eau que les malades doivent boire ne peut être déterminée d'une manière absolue, mais en règle générale, quand on veut obtenir un effet purgatif, il faut prendre le premier jour 2 à 4 verres, suivant la susceptibilité de l'estomac, et les jours suivants augmenter de 1 à 2 verres, jusqu'à ce qu'on ait obtenu le nombre de selles désiré; il faut laisser 5, 6, 10 minutes tout au plus entre chaque verre; lorsqu'on est arrivé à 10 verres sans obtenir d'effet évacuant, il serait imprudent d'aller au delà; il faut alors recourir à des moyens qui aident à produire cet effet, comme de faire tiédir l'eau, d'en boire 1 ou 2 verres également tièdes dans le bain, ou la veille avant de se coucher. Si ces moyens ne suffisent pas, on emploie le sel de Seignette, le sel de Glauber, des pilules purgatives, etc.

A la fin de la cure, il faut aussi diminuer graduellement le nombre des verres; une brusque suspension pourrait être nuisible.

Quand on veut suivre la méthode altérante, on prend en général 4 à 6 verres, à 10, 15 et même 20 minutes d'intervalle; ici les selles ne sont pas de rigueur, une à deux dans la journée suffisent; la majeure partie des sels minéraux doit passer dans le sang.

L'eau doit autant que possible être bue à la source dès qu'elle est puisée; il ne faut la boire dans sa chambre que quand il y a force majeure.

Si elle paraît trop fraîche ou ne purge pas assez bien, on la fait tiédir au bain-marie.

S'il survient une diarrhée trop forte, on suspend l'usage de l'eau pendant un ou deux jours, puis on reprend, mais avec prudence; si elle revient et persiste, il faut cesser l'emploi de l'eau à l'intérieur et ne se permettre que les bains. Les personnes dont l'estomac est impressionnable ou qui seraient disposées à des nausées, des coliques, des vomissements, peuvent prendre avant de boire l'eau une infusion aromatique.

Pendant qu'on boit l'eau et quelque temps après encore, il faut se livrer à un mouvement modéré et éviter l'impression du froid.

Il ne faut déjeûner qu'une demi-heure à une heure après avoir pris le dernier verre, en général, quand on sent l'estomac débarrassé; les personnes qui n'ont des selles qu'après avoir pris le café, peuvent le prendre un peu plus tôt.

Si l'on fait deux saisons dans le même été, on laissera entre elles un intervalle suffisant, afin de donner au corps le temps de se reposer, et ne recommencer que quand les effets de la première auront cessé de se faire sentir.

CHAPITRE X.

Théorie de l'action des eaux de Niederbronn.

Cette action est complexe ; elle se compose, d'une part, de l'élément purgatif, et, de l'autre, de l'influence que les sels exercent sur la composition du sang et des organes.

En étudiant les effets que produisent les eaux prises à dose purgative, nous avons déjà pu nous faire une idée de la puissance de cette médication ; aussi, pour prouver leur importance, nous nous contenterons de dire que de toute antiquité les purgatifs ont joué le plus grand rôle dans le traitement des maladies, chez les Grecs, les Romains, les Arabes surtout. Il est peu de médicaments qui aient été d'un aussi fréquent usage ; «aussi la méthode gastrique, qui consiste à nettoyer le canal intestinal et le système abdominal, a-t-elle été dans tous les temps une des méthodes fondamentales de la pratique : elle s'est maintenue au milieu des vicissitudes sans fin de la théorie, et le vieil adage : *Qui bene purgat, bene curat,* n'a pas encore été démenti par l'expérience» *(Hufeland)*.

Il s'agit maintenant de faire comprendre par quels moyens nos eaux, prises soit à dose purgative, soit à dose altérante, peuvent produire une action médicatrice sur l'organisme quand il est atteint d'une affection morbide. Établissons d'abord la proposition suivante :

«La vie et la santé ne peuvent se maintenir sans qu'il y ait continuellement apport de nouvelles molécules et départ de molécules anciennes» *(de Blainville)*.

En effet, lorsque le corps humain a atteint son développement complet, qu'il a cessé de croître, il continue à se nourrir jusqu'à la fin de sa vie ; pour s'opérer toujours et empêcher le corps de s'accroître indéfiniment, la nutrition a besoin d'un double mouvement, l'un afférent, l'autre efférent ; c'est à cette double action qu'on a donné le nom d'*assimilation* ou de *composition*, et le nom de *décomposition* ou d'*élimination*. Les molécules apportées aux organes par la circulation s'ajoutent aux molécules déjà existantes ou remplacent celles qui, ayant accompli leurs destinées, sont emportées.

Ce qui prouve ce double mouvement d'une manière bien évidente, c'est l'expérience suivante faite par Duhamel : Il a fait manger à de jeunes poulets de la racine de garance mêlée à leurs aliments, il les a tués deux, trois ou quatre jours après, et a trouvé les os teints en rouge ; si on suspend l'usage de la garance et qu'on tue les poules quelques jours plus tard, les os blanchissent peu à peu, parce que les molécules qui avaient été colorées sont enlevées par l'absorption pour faire place à d'autres molécules incolores.

C'est ce mouvement seul qui peut faire comprendre la guérison d'une maladie sans le secours de l'art ; il s'effectue même dans l'état de santé, car on n'a qu'à bien examiner les urines, on y retrouve des sels, des débris de globules, de cellules.

C'est par suite de cet échange de molécules que les eaux de Niederbronn parviennent à transformer un tissu, un organe malade, de façon à le faire rentrer dans ses fonctions normales.

Cette élimination, pour être aussi active, doit se faire par plusieurs organes et sous plusieurs formes à la fois :

1° Par la muqueuse intestinale, la sécrétion folliculaire est considérablement augmentée, toutes les sécrétions qui se font à sa surface sont éliminées par les selles ;

2° La sécrétion urinaire qui se fait avec une activité prodigieuse, les reins prennent au sang les matériaux qui ne sont plus nécessaires à l'économie ;

3° L'exhalation cutanée insensible *(perspiration)* et sensible *(sueur)*, quand elle ne s'effectue pas, elle est suppléée par l'exhalation pulmonaire et la sécrétion urinaire ;

4° L'exhalation de la membrane muqueuse pulmonaire ; le poumon dégage constamment sous forme gazeuse du carbone, de l'oxigène de la vapeur d'eau, des matières animales ;

5° Par l'exfoliation de l'épiderme, qui est sécrété sans cesse et ne s'épaissit pas parce que l'usure enlève le surplus ; il en est de même pour les ongles, les poils.

L'expérience de Duhamel que nous venons de rapporter prouve que ce mouvement d'assimilation et d'élimination est un fait évident pour le tissu osseux, le plus dur de tous les tissus, il l'est encore bien plus, d'un accomplissement plus facile et plus rapide pour les tissus moins denses, les parenchymes du foie, du cerveau, des muqueuses, et à plus forte raison pour les liquides, le sang.

Nous savons que, quand l'eau de Niederbronn est prise en boisson à dose suffisante, une partie est éliminée par les selles ; nous avons dit qu'une autre partie est absorbée. Comment se fait cette absorption ? Bien des théories ont été émises pour résoudre ce problème ; les uns ont fait intervenir la chimie, les autres la mécanique, d'autres enfin ont voulu faire jouer un rôle à l'électricité, à l'endosmose, comme s'il était possible d'assimiler à la matière un corps doué de propriétés vitales aussi importantes que le corps humain.

La théorie de l'endosmose a eu pendant longtemps des partisans, par suite des expériences de Dutrochet, qui avait cherché à démontrer que les fluides exerçaient dans le corps humain des mouvements en vertu de lois spéciales, indépendantes de la vie.

Il nous est très-facile de réfuter ces théories physiques et de faire voir qu'elles sont impuissantes à nous rendre compte de phénomènes aussi compliqués que ceux qui se passent dans notre organisation.

Les corps organisés, mais morts, absorbent et font circuler tous les liquides indifféremment, il suffit qu'ils

soient présentés aux pores ouverts pour obtenir leur passage ; tandis que les corps vivants, les liquides, ne sont
pas admis indistinctement, les pores s'ouvrent aux uns,
se ferment aux autres, ou bien ils n'en prennent que tel
ou tel principe constituant ; qu'on avale le venin de la vi-
père, eh bien, on ne sera pas empoisonné, il n'est pas
absorbé, il ne passe pas dans le sang ; il y a donc plus
ici qu'une admission indistincte.

Pour ceux qui mettraient cette propriété élective en
doute, il nous suffira de rapporter les faits suivants : Le
professeur Lallemand a fait des expériences sur des in-
dividus affectés d'anus contre nature et opérés par Du-
puytren ; il a observé le temps qui s'écoule depuis
l'ingestion de l'aliment jusqu'à celui de sa sortie par
l'ouverture ; ainsi les substances alimentaires séjournent
d'autant moins dans l'estomac qu'ils contiennent une plus
petite proportion de principes nutritifs. Aussi faut-il au
moins quatre heures aux œufs pour sortir de l'anus artificiel, tandis que les fruits et les herbages y arrivent en
deux ou trois heures ; ce qui est fort remarquable, c'est
que les végétaux restent une demi-heure moins de temps
dans l'estomac, et lorsque l'estomac renferme des substances animales et végétales, et que celles-ci ont été in-
gérées les dernières, elles sont rendues les dernières ;
preuve qu'il y a élection. — La chimie trouve les mêmes
principes constituants dans le sang veineux et artériel,
et cependant la différence est immense, les organes vivants ne s'y trompent pas ; le sang veineux à la place du
sang artériel éteint bien vite leurs fonctions.

Mille faits établissent cette action élective, elle est reconnue et sanctionnée par des expériences bien des fois
répétées.

Par l'endosmose, le liquide arrive au lieu de sa desti-
nation tel qu'il a été absorbé, et jamais il ne produira
de sécrétion, de nutrition, de transformation, ni de créa-
tion de nouveaux principes. Placez dans un verre d'eau

deux morceaux de saule de même calibre et de même longueur, l'un frappé de mort, l'autre dans toute la vigueur de la végétation, l'endosmose aura lieu dans le premier, mais le liquide arrivera au sommet tel qu'il aura été introduit, sans se combiner avec lui, sans le faire croître, sans lui faire pousser de nouvelles branches. Dans le second, au contraire, l'eau absorbée ne se borne pas à s'élever dans le tissu ligneux, elle s'y combine, elle le fait grandir et lui fait pousser des branches; ce n'est plus l'eau qu'on y trouve, ce sont de nouveaux produits. Pourquoi cette différence? C'est que l'endosmose est une opération mécanique et rien de plus; il lui manque la vie, l'incitation nerveuse *(Brachet, physiologie)*.

Mécanisme de l'absorption. — On a voulu prêter aux lymphatiques la propriété d'absorber, mais leur~nombre, la circulation lente qui s'y fait, ne peut pas nous rendre compte de l'absorption; ce sont les veines qui jouissent de cette propriété, comme l'a démontré Magendie; il l'a prouvé en isolant une anse d'intestin de façon à ne conserver avec le reste du corps d'autre communication vasculaire possible que celle des veines; en la remplissant de liquide, celui-ci est absorbé en totalité.

Les veines n'ont pas d'absorbants, au microscope on les voit communiquer avec les artères, et aucun rameau ne paraît naître ou se perdre dans l'épaisseur des tissus, de sorte que l'absorption ne peut pas être directe, elle se fait par imbibition; c'est une espèce d'aspiration opérée par le tissu et ses pores, qui cesse avec la vie, car après la mort on aurait beau injecter de l'eau, on n'observerait pas ces mouvements, ni selles, ni sécrétion urinaire; ce n'est donc pas simplement un phénomène mécanique.

Si une hydropisie disparaît rapidement, l'endosmose peut-elle expliquer ce phénomène? Non, car il est tout entier du ressort de la vie.

Ce sont les veines mésentériques qui absorbent presque toute l'eau qui disparaît dans les intestins et va se ramifier dans le foie, d'où elle est déversée dans la circulation générale.

Pour se faire une idée de la rapidité avec laquelle une substance introduite dans le sang ou une molécule met de temps à parcourir tout le corps par l'intermédiaire du sang, nous dirons qu'un physiologiste célèbre, Héring, a trouvé qu'il faut chez un cheval une demi-minute, et même dans plusieurs circonstances il n'a fallu que 20 et 10 secondes; ces substances se montrent dans la vessie quelquefois au bout de 5 minutes.

C'est cette propriété élective et cette rapidité de l'absorption qui nous font comprendre comment dans certains cas nos eaux produisent un effet purgatif, tandis qu'ils n'en produisent aucun dans d'autres, suivant la méthode qu'on emploie. En effet, qu'on prenne six verres, par exemple, coup sur coup, on provoquera des selles à raison de l'irritation produite sur l'intestin par la grande quantité de substances salines contenues dans ces six verres d'eau. Si, au contraire, ils sont bus à 15 ou 20 minutes d'intervalle, le même effet purgatif n'a plus lieu; pourquoi? C'est que l'irritation passagère produite par un seul verre aura disparu quand on en prendra un second; il aura déjà été complétement absorbé, aura passé dans le sang, et il en sera ainsi pour les autres qui suivront en conservant entre eux le même intervalle.

C'est à cet échange de molécules plus rapide, à l'augmentation des sécrétions intestinale, urinaire, cutanée, pulmonaire, etc., que nous devons l'efficacité de nos eaux, les organes et les fonctions tendent à se régulariser par suite des réactions ayant pour but la conservation de l'organisme.

On a cherché à savoir combien de temps met un organe pour être renouvelé en entier dans ce double mouvement d'assimilation et d'élimination. On n'a aucune donnée positive à cet égard; ceux-ci l'ont fixé à 3 ans, à 5;

ceux-là à 7 ans. A notre avis, la question doit être présentée sous un autre point de vue, car la substance de chaque organe, chaque tissu, a sa durée propre et indépendante ; ce renouvellement se fera sans aucun doute plus vite dans le sang, un muscle, le foie, que dans une aponévrose, un os ; il sera plus rapide chez un sujet encore jeune que chez un vieillard.

Par conséquent une maladie affectant une muqueuse, le foie, je suppose, aura plus de chances d'arriver à la guérison et en moins de temps que celle qui affectera un os, un ligament.

Ces principes physiologiques nous aideront aussi à comprendre comment les tissus ayant subi des altérations homogènes, c'est-à-dire ayant leur analogue dans l'organisation, peuvent reprendre leur état normal ; et comment ceux qui sont le siége d'altérations hétérogènes, c'est-à-dire de formation nouvelle, comme le cancer, ne pourront plus, pas plus par nos eaux que par tout autre médicament, arriver à la guérison.

Lorsque l'embonpoint diminue par l'usage des eaux de Niederbronn à dose purgative, ce n'est pas au détriment du tissu cellulaire seul, tous les organes et tissus y participent ; c'est par l'absorption des molécules organiques qu'un goître diminue de grosseur quand on le guérit, que le foie reprend son volume normal quand il a été hypertrophié, que la paralysie cesse lorsque le caillot sanguin qui l'entretient vient à disparaître.

L'échange de molécules, la déperdition de sérosité nous expliquent la fièvre thermale qui atteint un certain nombre de baigneurs, la soif, la lassitude qu'ils éprouvent.

Nos eaux ont l'avantage d'agir sur le tube digestif pour les maladies du tube lui-même, en évacuant les matières qu'il contient, en augmentant leur activité, en soulageant des parties éloignées et les préservant des congestions sanguines.

On reproche à la purgation de diminuer les forces d'un malade déjà trop faible ; l'effet purgatif débilitera sans doute en soustrayant au corps une plus grande quantité de fluides qu'à l'état ordinaire, mais les fonctions digestives se rétablissent, l'appétit et la digestion s'améliorent, et le malade, au lieu de se débiliter, finit par se fortifier.

Certains médecins, encore imbus d'une ancienne doctrine, celle de Broussais, craindront peut-être d'irriter les intestins surtout dans les maladies où ils semblent être le siége de quelque irritation. Cet état, comme nous l'avons démontré, n'est que passager. L'action de nos eaux est trop douce pour donner à l'irritation un caractère dangereux d'intensité. D'ailleurs la structure du tube intestinal s'y oppose. En effet, la muqueuse ne peut être d'une grande irritabilité, le réseau nerveux y étant peu abondant, et celui qui y prédomine ne présidant pas aux sensations *(système nerveux ganglionnaire)*. Outre cela, les cryptes et les vaisseaux exhalants y sont plus nombreux qu'ailleurs, et, par conséquent, ces parties, qui ressentent le plus immédiatement l'action des substances purgatives, en émoussent l'aiguillon irritant par la grande quantité de fluides qu'elles fournissent au moment où le médicament les touche. Ce dernier se trouve ainsi délayé par un véhicule, qui ne tarde pas à l'entraîner vers d'autres portions du canal intestinal ; ces déplacements de la substance purgative sont d'ailleurs singulièrement favorisés par la contractilité du tissu musculaire contigu à la muqueuse, et qui permet aux matières contenues de ne s'arrêter longtemps dans aucune région du tube digestif.

Sans cet échange continuel on ne peut pas se faire une idée de la vie, c'est ce qu'elle a de plus caractéristique ; ce mouvement moléculaire est invisible, caché et, malgré cela, très-actif. La circulation lui vient en aide pour faciliter les échanges entre les substances qui sont éloignées ; les globules sont chargés des activités organiques, les canaux, les tubes sont chargés d'actes secondaires physiques ; la durée de ces globules est éphémère. Ainsi on peut regarder le corps entier comme représentant une vaste glande unique, qui opère une sécrétion et une excrétion continuelles.

A la suite de ces sécrétions, dont l'activité est exagérée, le besoin d'aliments se fait sentir à un degré plus énergique ; ces aliments étant digérés plus facilement, afin de faire place aux pertes que le sang éprouve, lui donnent plus de vitalité ; celui-ci circule avec plus de rapidité, colore la peau, lui rend ce ton auquel on reconnaît la santé. L'assimilation est par là complète, réparatrice ; tous les organes se chargent de matériaux nouveaux, ils se débarrassent de ceux qui ont vieilli ou leur sont nuisibles, il s'y opère la désassimilation.

Cette activité imprimée aux fonctions digestives réagit sur toutes les autres, et cette stimulation retentit dans tous les tissus ; de là cette vigueur, cette énergie qui succèdent à un traitement minéral ; il s'opére une *rénovation*.

CHAPITRE XI.

Des bains.

§ 1er. GÉNÉRALITÉS.

Avant d'entrer dans des détails sur les effets que produisent les bains pris à telle ou telle température, établissons d'abord l'importance des fonctions de la peau et ce qui se passe quand elle est mise en contact direct avec l'eau minérale.

La peau a des fonctions très-importantes, sans quoi tant de nerfs ne viendraient pas s'épanouir à sa surface et elle ne serait pas le siége d'un tissu vasculaire aussi développé. C'est un organe de sécrétion, d'exhalation insensible, qui rejette les fluides inutiles à l'économie; on peut évaluer à 1000 grammes par 24 heures la sécrétion insensible de la sueur, elle est susceptible d'une augmentation très-considérable. On comprend par là l'importance de l'intégrité des fonctions d'un organe dépuratif aussi puissant et les conséquences qui peuvent résulter du trouble qu'une cause quelconque y apporterait.

Ainsi, chez les vieillards, les mucosités du tube digestif et de la poitrine se forment en grande quantité, ce qui est une compensation de la diminution de la transpiration cutanée, et ce qui est probablement aussi la cause de la fréquence des affections du bas-ventre et des catarrhes pulmonaires chroniques, auxquels surtout l'homme est exposé dans les années qui touchent aux limites extrêmes de la vie.

La peau et la muqueuse intestinale ont des analogies de structure très-remarquables, il en résulte de nombreux rapports de fonctions ; nous citerons la diminution de l'exhalation cutanée quand la sécrétion intestinale est augmentée, et *vice-versa* ; nous voyons aussi plusieurs maladies de la peau se dissiper ou perdre beaucoup de leur intensité lorsqu'on fait usage de moyens qui attirent les fluides vers les intestins.

Constatons d'abord que la peau peut absorber une partie des liquides avec lesquels elle est mise en contact, quoiqu'on ait voulu lui refuser cette propriété; ainsi Séguin a prétendu que dans un bain l'absorption n'avait pas lieu par la peau. Collard de Martigny a placé sur la main un entonnoir rempli d'eau, et a observé que son niveau diminuait notablement. Ainsi, l'absorption de l'eau par la peau est un fait constaté.

L'absorption est-elle considérable ? La peau ne peut avoir une puissance absorbante aussi grande que le tube intestinal, à cause de sa structure et de ses fonctions. En effet, elle a surtout pour objet d'excréter, d'exhaler ; sa structure est trop compliquée et rend tout à fait illusoires les applications qu'on a voulu lui faire de faits observés sur de simples membranes, car c'est un appareil à lamelles superposées; nous y trouvons un épithélium, le derme, le pannicule graisseux qui forme une espèce de matelas, de doublure graisseuse, une aponévrose très-épaisse en certains endroits; ces éléments, loin de favoriser l'absorption, la gênent considérablement. M. Duriau (*Archives génér. de méd. 1856*) a constaté qu'à la température de 53° à 35° le corps ne gagne pas en poids dans un bain ; cela ne prouve pas qu'il n'y ait pas absorption, mais seulement que le poids provenant de l'absorption est annulé par les exhalations. Qu'au-dessous de 32° le corps gagne en poids, dans un bain de 22° à 25°, de 6 grammes dans le premier quart d'heure, de 35 grammes après trois quarts d'heure, de 45 après cinq quarts d'heure.

Qu'à une température de 36°, le poids diminue de 48 grammes après 15 minutes, de 82 grammes après 30, de 159 grammes après 45 minutes. Ici encore cela ne prouve pas qu'il n'y ait pas absorption, seulement qu'à cette température les exhalations ont été beaucoup plus fortes que l'absorption.

Ces chiffres font voir que l'absorption de l'eau par la peau n'est pas bien considérable. Pour l'expliquer on a beaucoup insisté sur les phénomènes d'endosmose et d'exosmose; Dutrochet surtout, qui, comme nous l'avons vu à propos de l'absorption intestinale, croyait avoir découvert la raison des mouvements de l'organisation. L'absorption se fait par imbibition ; l'épiderme, qui est très-hygroscopique, se ramollit, absorbe l'eau, qui de là passe dans le torrent de la circulation par les veines. Plus longtemps on reste dans un bain, plus l'absorption tend à augmenter ; car, comme elle se fait par imbibition, l'épiderme, à mesure qu'il se ramollit, prête plus à cette opération.

Si l'on admet l'endosmose, il faut aussi admettre l'exosmose, et ni l'une ni l'autre n'ont été constatées par aucune expérience directe.

«L'endosmose explique si peu cette absorption, qu'on observe le contraire des lois qu'on a invoquées en sa faveur» (*Muller, Physiologie*, p. 186).

Puisqu'il est ici question d'eau minérale, une question se présente naturellement, à savoir : si l'eau absorbée entraîne les substances qu'elle tient en dissolution ?

Nous avons vu, à l'hôpital civil de Strasbourg, M. le professeur Küss faire étendre sur la peau une couche de teinture d'iode; les urines, analysées par M. Hepp, pharmacien en chef, n'ont pas décélé la présence de la moindre trace d'iode; des frictions faites avec de la pommade stibiée n'ont pas non plus déterminé la présence de ce sel dans les urines, tandis qu'on la constatait en en faisant prendre la plus petite quantité à l'intérieur. Il paraîtrait donc que les substances salines ont bien de la difficulté à passer par la peau. M. Duriau *(loc. cit.)* a fait à ce sujet des expériences précises en ajoutant au bain de l'iodure de potassium, du carbonate de potasse, du cyano-ferrure de potassium, du sel marin, du nitrate de potasse ; on n'a pas constaté dans les urines la présence de ces sels; la pupille n'a pas été dilatée, ni les battements de cœur calmés par de grandes quantité d'extraits de belladone et de digitale.

Et cependant, quand, après un bain de Vichy, dont l'eau est alcaline, on a constaté que les urines étaient alcalines, certaines personnes ont chanté victoire; mais on a remarqué qu'avec toutes ces substances l'urine devenait alcaline. M. Briquet a démontré que les urines devenaient alcalines après un bain de sulfate de quinine, et même après un bain dans lequel il y avait une notable quantité d'acide chlorhydrique !

Ces faits prouvent combien il faut se tenir en garde contre certaines théories chimiques et physiques, dans lesquelles on compare le corps à une cornue, la peau à une membrane inerte, sans tenir compte des propriétés vitales.

Ainsi nous pouvons dire que dans les bains l'absorption de l'eau est très-faible, que ce n'est pas par l'absorption des sels minéraux qu'ils agissent; que c'est en augmentant l'action des exhalants, en agissant sur le système sanguin et nerveux (action reflexe) qu'ils produisent leurs effets les plus puissants.

C'est pourquoi nous étudierons les bains au point de vue de la température, et les diviserons en *frais, tièdes* et *chauds.*

  Bains frais de 15 à 25° (centigrades.)
  Bains tièdes de 25 à 30°
  Bains chauds de 30 à 35° et au-dessus.

La quantité d'eau nécessaire pour un bain chez un adulte est ordinairement de 300 litres.

Suivant sa durée, on le dit *bain de courte durée* (quelques minutes), bain de *moyenne durée* (environ une heure), *bain prolongé* (une heure à deux heures, et plus).

Ces limites ne sont pas absolues et dépendent beaucoup de l'impressionnabilité des personnes. Telle trouvera chaud un bain de 30°, qui paraîtra frais à une autre; l'une supportera très-bien les bains prolongés, l'autre ne pourra prendre que des bains de courte durée; il en est ici comme de tout médicament, aux uns il faut plus, aux autres moins. On tiendra compte par conséquent de la susceptibilité de chaque personne, de son âge, de la maladie dont elle est atteinte.

Quelle que soit la température à laquelle on chauffe nos eaux, on y retrouve tous les sels qu'elles tiennent en dissolution, avantage que n'ont pas d'autres eaux minérales, notamment celles qui sont sulfureuses.

§ 2. Bains frais.

Le bain frais varie de 15 à 25°. On éprouve en y entrant une impression désagréable, et quelquefois même un frisson. Cette sensation, dont l'intensité varie suivant les tempéraments, est produite par le resserrement de la peau qui devient rugueuse, le sang est refoulé vers les organes intérieurs, ce qui provoque une sensation pénible du côté de l'estomac, les battements de cœur diminuent même un peu. Il faut savoir surmonter ce malaise et se mettre dans le bain résolument.

Lorsqu'on y est resté pendant quelques instants, le corps s'habitue peu à peu à cette température; il fait des efforts pour lutter contre la cause qui lui soustrait du calorique, et, chez les sujets robustes, il se produit dans l'eau même un mouvement qui reporte avec plus d'énergie vers l'extérieur les fluides qui avaient été refoulés dans l'intérieur, la peau rougit, se réchauffe, le pouls se relève, on sent les forces s'accroître; c'est ce qu'on appelle la *réaction*. Chez les personnes vigoureuses, elle se produit ordinairement au bout de 10, 15, 20 minutes. Quand cette réaction se manifeste ainsi, il faut sortir du bain; si on y restait, la période de concentration, le frisson se reproduiraient.

Les personnes dont la puissance de calorification n'est pas aussi énergique, n'éprouvent pas ce phénomène de réaction dans l'eau; il en est même chez lesquelles l'impression pénible continue. et quelquefois augmente jusqu'au point de bleuir la face. Alors, au lieu d'attendre que cette réaction s'opère d'elle-même, il faut, dès que le frisson paraît, sortir du bain, se faire frictionner vigoureusement, afin d'activer la circulation de la peau, attirer le sang vers l'extérieur, puis, après s'être habillé, se donner du mouvement.

Il y a des personnes qui, pour obtenir une réaction,

sont obligées de se coucher dans un lit bassiné; c'est un moyen qu'il ne faut employer que pour les constitutions délicates, car il déprime les forces.

Quand la réaction est opérée, au lieu de se sentir énervé comme au sortir d'un bain chaud, on éprouve un accroissement notable de force et d'énergie.

Après quelques bains frais, la digestion devient plus facile, l'appétit augmente, la circulation acquiert plus de puissance, la peau prend plus de ton, se colore, la respiration devient aussi plus active. Toutes ces fonctions acquérant une plus grande énergie, la nutrition, l'assimilation doivent être plus parfaites, le sang a de la tendance à devenir plus plastique, le flux menstruel sera plus abondant, précédé de moins de difficultés, de douleurs.

Il est facile de comprendre maintenant que le bain frais est tonique par excellence, et quelle sera sa puissance d'action chez les personnes atteintes d'anémie, de chlorose, de fleurs blanches, d'impuissance, de faiblesse générale, etc. Il produit aussi une sédation remarquable sur le système nerveux. Il faut que les organes respiratoires soient dans une intégrité parfaite pour prendre ces bains; dès que la moindre irritation se produirait du côté de la poitrine, il faudrait immédiatement en cesser l'emploi.

§ 5. Bains tièdes.

Ils ne provoquent ni sensation de froid bien prononcée, ni sensation de chaud bien marquée; ils ne sont ni toniques, ni débilitants; ils produisent une sensation de fraîcheur sans affaiblir, tempèrent la circulation; ce sont eux surtout qui calment ces systèmes nerveux irritables des femmes des grandes villes, leur procurent le repos et le sommeil. Le bain tiède est adoucissant et calmant par-dessus tout, c'est lui qui produit cette sensation agréable de demi-veille qui se rapproche de ce qu'on nomme le *dolce far niente.*

On peut y rester beaucoup plus longtemps que dans le bain frais, puisqu'on n'attend ni réaction, ni effet immédiat; sa durée ordinaire est de une heure; suivant les cas, elle est de une heure et demie et deux heures.

Peu prolongé, d'une demi-heure à trois quarts d'heure, il est calmant; de une heure à une heure et demie et deux heures, il est affaiblissant; chez les personnes âgées il produit le même effet que le bain frais chez les sujets jeunes et vigoureux ; il faut donc se rappeler ces différences pour en faire l'application suivant les effets qu'on veut obtenir.

Ces bains conviennent surtout dans l'hypochondrie, les vapeurs, les maladies des organes intérieurs, du foie, des voies urinaires, les maladies de la peau, surtout chez les apoplectiques, où les bains frais refouleraient le sang à l'intérieur, et les bains chauds le porteraient à la tête; dans les convalescences faisant suite à de longues maladies, à la suite de lésions traumatiques, d'entorses, de fractures, etc.

Ils produisent sur la digestion le même effet que les bains frais, mais à un degré d'énergie moins prononcé.

Chez les personnes atteintes de maladies cutanées, de faiblesse, on active souvent leur action en y ajoutant une à deux livres de sel, ce qui produit un effet plus actif sur la peau.

§ 4. Bains chauds.

Les bains chauds produisent un sentiment de bien-être, une douce chaleur, qui invitent au sommeil; il faut bien se garder de s'y laisser aller, il pourrait en résulter un effet thérapeutique moins favorable, et dans certains cas des accidents. Ils jouent un rôle important dans les affections rhumatismales; la goutte, les calculs des reins, de la vessie et les maladies de ces organes, surtout dans les maladies où il faut agir fortement sur la peau ; ce sont eux qui favorisent le mieux la sécrétion cutanée insensible ; ce sont ceux qu'on emploie le plus dans les maladies invétérées, d'une résolution difficile. Ils stimulent immédiatement la peau, mais cet effet persiste moins, n'est pas aussi tonique que dans les bains frais.

Continués pendant quelque temps, ils produisent une certaine faiblesse, une irritation des nerfs qui amène l'insomnie ; il faut alors les prendre moins chauds. Quand les bains tièdes ne produisent pas assez vite l'effet voulu, on peut de temps à autre les remplacer par un bain chaud, à titre de stimulant.

Le bain devient très-chaud quand on porte sa température au-dessus de 35° ; il fait battre le cœur avec force, colore fortement la peau et ne doit jamais être employé qu'avec une grande prudence ; ce n'est guère que dans les constitutions sèches, peu disposées aux congestions cérébrales, qu'on peut l'employer, dans certaines maladies de la peau, certains rhumatismes ; il ne faut jamais le donner *prolongé*.

En résumé, à une température de 33 à 34°, les bains ne produisent aucun effet physiologique immédiat ; au-dessus ils sont stimulants et excitants, au-dessous ils sont toniques et sédatifs.

CHAPITRE XII.

Manière de prendre l'eau de Niederbronn sous forme de bains.

C'est le matin à jeun qu'il est le plus convenable de prendre les bains, parce qu'après le repos de la nuit la digestion est effectuée, la peau, ramollie par la chaleur du lit, est plus impressionnable à la température du bain ; et, un fait capital qui fait choisir cette heure à

Niederbronn, c'est que, si on prenait le bain après l'ingestion de l'eau comme dans les autres établissements, on courrait risque d'être dérangé par les évacuations.

Les personnes trop impressionnables au froid ou trop faibles peuvent attendre vers le milieu de la journée.

Ordinairement on se borne à un bain par jour ; quand on en prend un deuxième, il faut laisser entre eux un intervalle suffisant, 8 à 10 heures, pour que l'effet du premier soit complétement dissipé ; alors le deuxième produira mieux ses effets ; on choisit ordinairement le soir.

Il est impossible de déterminer à l'avance le temps qu'on doit y rester, attendu qu'il varie suivant la température de l'eau et suivant la force et l'énergie de chaque individu ; la durée sera d'autant plus courte que la température sera plus basse ou plus élevée, et le malade plus ou moins valétudinaire.

La durée du bain est ordinairement de 10 à 30 minutes pour le bain frais, de une heure pour le bain tiède ; le bain chaud sera d'une durée d'autant plus courte qu'il produira plus facilement de l'excitation, de la céphalalgie.

Dans certains cas, on pourra prolonger les bains tièdes jusqu'à une heure et demie et deux heures ; ils se prennent dans les affections cutanées, les rhumatismes invétérés, dans les cas où on veut produire un effet déprimant, hyposthénisant.

Il faut s'abstenir de bains frais dans les irritations de poitrine, et de bains trop chauds dans les dispositions à l'apoplexie, dans les paralysies, etc., lorsque les règles apparaissent chez les femmes. Les personnes faibles, sujettes à tousser, les convalescents, surtout les vieillards, ne doivent prendre que des bains chauds, leur force de réaction n'est pas assez grande pour supporter des bains frais ; pour les vieillards, on peut porter généralement la température du bain plus haut, 33, 34 et même 35°, mais en prenant la précaution d'empêcher le sang de se porter à la tête.

Il faut éviter de dormir dans le bain ; cette recommandation se rapporte surtout aux personnes qui ont de la tendance aux congestions sanguines, elles doivent mettre des compresses froides sur la tête pendant la durée du bain, si celui-ci est pris à une température tant soit peu élevée.

Les premiers bains ne doivent jamais avoir la durée qu'ils auront par la suite, ce n'est qu'insensiblement qu'on peut l'augmenter ; il serait imprudent de brusquer l'impressionnabilité du malade.

Il n'est pas nécessaire de prendre un bain chaque jour ; on peut n'en prendre un que tous les deux ou trois jours, quand les bains ne font pas partie principale du traitement.

S'ils affaiblissent trop, surtout quand ils sont chauds, il faut en diminuer la durée, la température, ou ne les prendre qu'à un intervalle de un à deux jours.

Lorsque la réaction ne se fait pas après le bain frais, ou qu'après le bain tiède ou chaud il persiste du malaise, c'est que la température n'est pas appropriée à la susceptibilité de l'individu.

Il faut être très-circonspect dès qu'on veut produire des effets perturbateurs, par l'augmentation ou la diminution de la température ; il faut bien étudier le tempérament de chaque sujet pour savoir si sa puissance vitale est assez forte pour réagir contre cet effet inaccoutumé.

Les personnes qui n'ont pas l'habitude de prendre des bains en ressentent plutôt les effets que ceux qui en prennent habituellement.

L'eau de Niederbronn, à cause de la forte proportion de sels qu'elle contient, exige, pour atteindre le même degré thermométrique, plus de calorique que l'eau pure ; par conséquent les personnes habituées à prendre des bains d'eau douce ressentiront-elles à égalité de température une plus grande chaleur.

Il importe que les linges avec lesquels on s'essuie soient secs ; en les chauffant, on ne hâte pas la réaction.

Comme à Niederbronn on prend les bains dans sa chambre peu de temps après s'être levé, beaucoup de baigneurs ont l'habitude de se remettre au lit; cela est bien agréable sans doute, mais, en le faisant, on perd en partie les bons effets du bain; il ne faut se le permettre que dans les maladies où on cherche à obtenir un effet déprimant ou quand on est très-délicat. Au sortir du bain, il faut s'essuyer vigoureusement, s'habiller à la hâte et se donner du mouvement en plein air si le temps n'est pas trop frais, dans sa chambre s'il est humide. Après un certain nombre de bains, la peau devient souvent rugueuse, sèche; cela tient à la grande quantité de sels dissous dans l'eau.

Certaines personnes ne peuvent supporter l'action de l'eau minérale, on la mitige en y ajoutant un quart ou moitié d'eau douce.

Le demi-bain est préférable au bain entier pour les personnes très-sanguines et celles chez lesquelles le poids et l'impression du liquide produisent des étouffements; il faut avoir soin de bien couvrir la partie du corps qui est hors de l'eau, les étoffes de laine sont celles qui empêchent surtout le refroidissement.

CHAPITRE XIII.

Avantages des piscines et des baignoires.

On a souvent cherché à jeter de la défaveur sur le système adopté à Niederbronn pour prendre les bains, et donner aux piscines qui existent dans quelques établissements de bains des avantages qu'elles n'ont certainement pas; aussi sommes-nous heureux d'avoir pour nous l'avis de médecins dont l'autorité a certainement du poids en pareille matière. M. L'héritier, le savant inspecteur des eaux de Plombières, dit formellement *(Société d'hy-*

drologie médicale de Paris, 1854) : Que c'est à tort qu'on a avancé que dans les piscines où l'on prend les bains en commun la masse d'eau exerçait sur la surface du corps une pression plus grande que dans une baignoire ; qu'au contraire, elle était plus égale et plus considérable sur le corps placé horizontalement au fond d'une baignoire, que dans une piscine où les malades se trouvent assis ; cette pression se fait surtout sentir sur les extrémités inférieures et s'exerce à un moindre degré sur le reste du corps. Il ajoute que dans les piscines il n'a pas obtenu, dans les cas de névrose et d'hypochondrie, les bons résultats que l'on s'était promis dans les affections de ce genre ; que ces malades s'accommodent difficilement ou de la température, ou du bruit et du mouvement qui se font ordinairement dans les piscines. Il appuie avec raison sur les inconvénients de l'entassement, du renouvellement souvent difficile de l'eau qui alors s'altère, d'une température forcément uniforme, de la transmission possible de certaines maladies par le contact de l'eau dans laquelle sont plongées les personnes qui en sont atteintes.

Les bains pris en commun peuvent avoir leurs avantages sans doute ; mais à Niederbronn ils sont et seront toujours matériellement impossibles ; en effet, il est facile d'établir des piscines et de renouveler l'eau là où, ayant une température élevée, elle n'exige pas le chauffage artificiel. Comment serait-il possible à Niederbronn de chauffer des masses d'eau assez considérables pour remplir des bassins d'une capacité telle qu'on pût s'y livrer à l'exercice de la natation ? Comment renouveler cette même eau lorsque le besoin s'en ferait sentir ? Serait-il agréable à tout le monde de se trouver dans la même eau que son voisin atteint d'une carie, d'ulcères scrofuleux ou de toute autre maladie ? Certainement non.

Il existe bien à Niederbronn quelques bassins pouvant contenir de deux   quatre personnes, mais alors il est loisible de choisir celles avec lesquelles on veut s'y baigner, prendre ce qu'on appelle un bain de famille. Hormis ces cas, les baignoires sont préférables.

Ainsi donc à Niederbronn on a l'avantage de prendre son bain dans sa chambre, de lui faire donner la température que l'on désire ou que le médecin prescrit; on ne court pas le risque de s'exposer à se refroidir en étant obligé de se transporter dans un établissement quelquefois trop éloigné du lieu que l'on habite ; on peut plus facilement, à la sortie du bain, se conformer à certaines prescriptions du médecin, telles que lotions, frictions, injections, etc; on peut le prendre de grand matin, ce qui n'est pas possible toujours pour les piscines, où on ne trouve accès le plus souvent que dans le courant de la journée, après avoir bu l'eau, et où, en raison de la nature purgative de la nôtre, on courrait grand risque de se trouver en contact avec le résultat *des faveurs* obtenues par un voisin.

CHAPITRE XIV.

Des douches.

On appelle douche une colonne d'eau lancée avec plus ou moins d'intensité, pendant un temps plus ou moins long et d'une manière continue, sur un point déterminé du corps.

La douche d'eau minérale peut varier suivant la température, le diamètre et la forme de l'extrémité du tube qui la laisse écouler, la force du jet, sa durée.

La douche *descendante* est celle dans laquelle le liquide tombe verticalement de haut en bas sur la partie affectée, c'est la plus usitée ; *ascendante* celle où le liquide s'élève; *latérale* celle où le liquide est dirigé horizontalement.

C'est un puissant moyen de médication, mais qui demande beaucoup de tact dans son administration, le médecin devra toujours en suivre attentivement les effets.

La minéralité joue dans la douche le rôle le moins important, c'est-à-dire que l'eau comme eau minérale a une action qui le cède à d'autres éléments qui sont : la température, le volume, la force du jet et sa durée. En effet, le contact des parties sur lesquelles on agit avec l'eau minérale n'est pas assez prolongé pour que l'absorption des principes minéraux puisse entrer en ligne de compte, et par conséquent modifier les tissus.

La température joue un rôle plus important ; car, quand l'eau est chaude de 40 à 50°, la partie de la peau sur laquelle on dirige le jet se congestionne, rougit et devient quelquefois le siége d'une éruption.

La douche est froide de 15 à 25° ; tiède, de 25 à 35 ; chaude, à 35 et au-dessus ; on peut plus facilement supporter une température élevée pour la douche que pour les bains.

On produit des effets résolutifs au moyen de douches tièdes, excitants par les douches chaudes, stimulants et toniques quand elles sont froides.

Dans la douche chaude, la stimulation de la peau est immédiate ; dans la douche froide, la réaction s'établit plus tard, mais dure plus longtemps. La douche chaude a ordinairement pour effet de calmer les douleurs.

La douche peut donc devenir à volonté émolliente, résolutive, excitante, irritante, tonique ; elle va même jusqu'à produire la vésication quand la température de l'eau est élevée et la pression de la colonne liquide un peu forte.

Parmi les autres éléments dont il faut tenir compte, se trouvent le *diamètre* et la *force du jet,* qu'on ne peut guère étudier séparément, car, le diamètre étant changé, la pression restant la même, la force du jet sera modifiée. La force physique se calcule en multipliant la masse par la vitesse, et il faut multiplier la somme obtenue par la durée pour avoir l'effet total.

On a des ajutages qui s'adaptent à l'extrémité du tube, différents de forme et de diamètre. Celui-ci varie de un à 6 millimètres ;

Le n° 1 a 1 millimètre de diamètre.
   — 2 a 2   —
   — 3 a 3   —
   — 4 a 4   —
   — 5 a 5   —
   — 6 a 6   —

L'ajutage en arrosoir est percé de trous qui ont au pourtour deux millimètres de diamètre et au milieu un millimètre.

Quand l'eau tombe par son propre poids, comme cela existe dans la plupart des stations thermales, on ne peut pas aussi bien diriger la pression suivant le désir du médecin ou du malade ; quand elle est lancée par une machine appropriée, on peut graduer la force d'impulsion.

Une pression modérée et un diamètre moyen forment la douche la plus fréquemment mise en usage ; elle ne provoque pas une perturbation profonde, fait éprouver aux parties qui la reçoivent des percussions égales, renouvelées, qu'elles peuvent supporter plus longtemps. La douche faible, tiède ou en arrosoir s'emploie quand on veut porter une action sur l'organe lui-même, ou agir sur une large surface, comme dans les maladies du foie, de l'estomac, de la vessie.

Quand l'eau a une température élevée, le jet une certaine force, un large diamètre, il se produit sur la partie qui la reçoit une vive excitation, la peau est fortement comprimée, contusionnée, quelquefois même l'épiderme est enlevé. Ce mode d'emploi est usité dans les cas où on veut produire une forte dérivation sur un organe, détourner l'irritation fixée sur un organe voisin, comme dans le rhumatisme musculaire, articulaire, les affections de la moëlle épinière, d'anciennes entorses.

On comprend quel puissant moyen d'excitation possède la douche employée de cette façon ; c'est un moyen précieux de résolution, mais qu'il ne faut employer qu'avec prudence, car il détermine souvent ces affections chroniques à revenir à l'état aigu.

L'effet de la percussion sur la peau dépend beaucoup de la sensibilité des malades. Pour les organes sensibles on se sert de la douche en arrosoir, afin que la colonne soit divisée en plusieurs jets et la pression moins énergique. La douche en arrosoir est à température égale, toujours plus froide que celle qui n'a qu'un seul jet.

La douche peut se donner sur presque toutes les parties du corps, principalement sur les membres, l'abdomen, la colonne vertébrale. Ce n'est que chez les aliénés et dans des cas pathologiques rares qu'on la donne sur la tête, et le plus souvent alors elle est froide.

Les douches froides ne peuvent se donner en été qu'à une température très-peu inférieure à celle de l'atmosphère, elle ne peut guère descendre dans les réservoirs au-dessous de 15 et 12°, la température de la source étant de 17°; mais elle est suffisante pour faire obtenir les effets qu'on désire.

Le premier effet de la douche froide est un spasme causé par le froid; appliquée sur la poitrine, l'abdomen, le dos, elle produit un deuxième effet qui est une sensation d'anxiété, un serrement à l'épigastre ; mais il est rare qu'on donne des douches froides sur le corps même, le plus souvent ce n'est que sur les membres. Un troisième effet est la réaction provoquée, comme dans les bains frais, par l'activité circulatoire réagissant contre la sensation de froid ; quand cette réaction ne se produit pas seule, on l'aide par des frictions.

La *durée* de la douche peut varier de 5 à 30 minutes; il est rare qu'on dépasse ce dernier terme ; il faut avoir égard pour cela au diamètre, à la force du jet, l'impressionnabilité de la peau ; la durée ne peut être considérable qu'avec une pression modérée et un faible diamètre ; la durée ordinaire est de 12 à 15 minutes. Les mêmes règles s'appliquent à la douche descendante et latérale.

En général, l'action de la douche est d'autant plus énergique que la température est plus élevée ou plus abaissée (comme pour les bains), que le diamètre de l'orifice est plus grand et permet par conséquent, dans un temps donné, la sortie d'une plus grande masse de liquide, de la force de pression, d'une plus longue durée.

L'ensemble de ces éléments produit sur la peau des effets pour lesquels on peut encore très-bien admettre l'explication que nous avons faite de l'action des eaux prises à l'intérieur et sous forme de bains ; ce sont ces mêmes effets, mais exagérés et localisés. Il se produit dans les parties soumises à la douche une activité spéciale, par suite de l'impulsion donnée à la circulation, très-propre à faire absorber les molécules composant les tissus nuisibles et à faire revenir la partie malade à ses conditions normales. Ces jets saccadés et continus activent singulièrement la circulation et agissent avec une grande énergie sur les fonctions de la peau ; cette action résolutive est aidée par ce mouvement qui laisse les liquides s'accumuler et aussitôt les refoule.

Ce n'est que quand la digestion stomachale est achevée qu'on peut recevoir la douche sur le corps ou la tête, sans quoi elle serait troublée ; nouvelle preuve des sympathies qui existent entre la peau et le tube digestif.

La douche est employée à combattre principalement les maladies caractérisées par l'atonie, la faiblesse, une circulation languissante, une nutrition pervertie dans une partie du corps, comme dans des articulations engorgées, certaines paralysies, névralgies.

Si on l'emploie pour une faiblesse générale, on la promène alors sur tout le corps, particulièrement sur la colonne vertébrale.

CHAPITRE XV.

Manière de prendre les douches.

Il faut, pour prendre une douche, comme pour le bain, que la digestion stomachale soit achevée. A Niederbronn on déjeune ordinairement à 9 heures, et ce déjeuner consiste en une simple tasse de café ; aussi il est d'usage de se faire doucher entre 11 heures et 1 heure.

On peut prendre les douches dans le bain ou hors du bain, avant ou après celui-ci. On les prend seules, ou on fait concourir leur emploi avec celui des bains.

Dans l'administration de la douche on commence par faire tomber la colonne d'eau sur les parties avoisinant l'organe malade, en se rapprochant peu à peu de celui-ci.

Il ne faut pas laisser frapper le jet trop longtemps la même partie, afin de ne pas enlever l'épiderme.

On augmente graduellement la force des douches ; si la partie sur laquelle on opère est très-impressionnable, on commence par la douche en arrosoir, puis par le n° 2 ou 3.

Le plus souvent on peut commencer d'emblée par le n° 3.

Si, en augmentant graduellement, le numéro auquel on est arrivé cause trop de douleur, il faut diminuer d'un numéro ou deux.

Pour la durée, il faut suivre les mêmes règles, commencer, je suppose, par 10 minutes, puis 12, 15 et 20.

La température ordinaire des douches est de 30°. A l'égard des douches froides, on adopte d'abord une température un peu tiède, pour la diminuer graduellement.

Pour obtenir quelque résultat, il faut prendre au moins 12 à 15 douches.

Ordinairement on prend une douche par jour; rarement deux; quelquefois une tous les deux jours.

Pour doucher les membres il est inutile de se désha-
biller, il y a des écrans à travers lesquels on les passe,
où on les fixe, et le reste du corps est garanti.

Il est bon, après chaque douche, de faire des frictions
sur la partie malade soit avec de la flanelle, de l'alcool,
soit avec des principes médicamenteux; on les renou-
vellera le soir.

Quand on prend des douches sur le corps, il faut éviter les courants d'air.

On évitera toujours de réveiller une activité mal éteinte,
de la faire passer à l'état aigu; dès que des phénomènes
d'inflammation semblent se déclarer dans la partie malade, on cessera les douches.

CHAPITRE XVI.

Massage et frictions, lotions, lavements et injections.

Ce sont des moyens qui, employés concurremment
avec les bains, les douches, aident puissamment la résolution d'affections chroniques, d'engorgements, de rhumatismes; on les néglige à peu près complétement aujourd'hui, et c'est à tort, car on perd par là les bienfaits
d'une médication bien utile dans certaines maladies locales.

Le massage consiste en une espèce de pétrissage qu'on
fait subir aux parties auxquelles on l'applique, combiné
avec des frictions et de légères percussions faites suivant
certaines règles. Il active la circulation dans les parties
soumises à son action, y développe de la chaleur, souvent de la sueur, assouplit les muscles et les articulations,
facilite leurs mouvements et favorise la résorption des
fluides stagnants.

Les frictions seules longtemps continuées produisent les mêmes résultats; elles donnent au corps de la force et de l'agilité, activent la circulation capillaire, changent le mode de vitalité de la peau. Elles sont surtout utiles dans les cas de faiblesse, dans la raideur des articulations, pour calmer les douleurs rhumatismales, changer la nature de la peau, comme dans la miliaire chronique.

On peut employer, pour les exécuter, la main, une flanelle, un gant de peau, une brosse, etc.

Souvent on ajoute aux bienfaits des frictions des liqueurs stimulantes, de l'eau-de-vie, des huiles parfumées, des eaux aromatiques, telles que de l'eau de mélisse, de l'eau vinaigrée, etc.

Les lotions, lavements, injections, quoique moyens secondaires, peuvent cependant dans certains cas rendre de grands services.

Par suite de la forte minéralisation de notre eau, les lotions en sont très-utiles dans les maladies de la peau, principalement dans les dartres légères de la figure, les irritations des yeux et des paupières.

Quand on veut faire absorber l'eau minérale, afin d'agir plus directement sur les organes contenus dans l'abdomen, elle se prend en lavement; on donne alors un demi-lavement frais, afin qu'il soit mieux gardé; c'est surtout dans les engorgements du foie, de la rate, qu'on en fait usage. Une remarque très-curieuse, c'est que les substances données en lavement sont plus rapidement absorbées et portées dans le torrent de la circulation que quand on les administre par la bouche.

Le lavement tiède doit être administré en entier, on l'emploie moins souvent que le précédent, il a pour but de favoriser les contractions des intestins quand les eaux ne produisent pas assez facilement l'effet purgatif; on fait bien alors d'y ajouter une à deux cuillerées de sel.

Les injections avec l'eau minérale ne se font guère que dans les engorgements de la matrice, fleurs blanches,

5

stérilité; elles se font dans le bain ou hors du bain; froides, elles sont légèrement astringentes; chaudes, elles ramollissent les parties. Il faut avoir la précaution de les garder pendant quelques minutes, sans quoi leur effet est presque nul.

CHAPITRE XVII.

Des effets tardifs de l'eau minérale.

Il résulte de cette élaboration particulière qui se fait dans l'intimité des tissus, de cette impulsion communiquée à l'échange des molécules organisées, que très-souvent les personnes soumises à une cure n'en ressentent les bienfaits que lorsqu'elles ont cessé l'usage de l'eau minérale; aussi les malades ne doivent-ils pas s'inquiéter, comme cela arrive si fréquemment, de ne pas voir pendant leur séjour les résultats qu'ils auraient désirés. Bien souvent ce n'est qu'une fois rentrés chez eux, et lorsque les organes ont eu le temps de reprendre peu à peu leur harmonie habituelle, qu'ils éprouvent du soulagement. Ceci est surtout compréhensible pour certaines maladies invétérées, telle qu'une altération du sang, qui est toujours accompagnée de lésions de nutrition et d'innervation, scrofules, goutte, rhumatisme, dartres, etc.; il leur faut le repos qui suit la cure, pour que les organes atteints rentrent dans leur état normal. Cet effet tardif aura lieu surtout chez les personnes déjà faibles et qu'une saison aura naturellement plus affaiblies encore.

L'explication que nous avons donnée de l'action de nos eaux fait comprendre qu'il doit en être ainsi dans une foule de cas.

Le médecin, de son côté, aurait tort de désespérer prématurément de son malade; mais il ne doit pas non plus se servir de ce moyen pour lui donner un espoir qu'il ne partage pas. Dans le traitement de toute maladie chronique il devra se rappeler qu'il suffit qu'une impulsion ait été donnée à un organe pour que, par les propriétés inhérentes à ce tissu, ce travail résolutif continue après qu'on a cessé toute médication; nous ne pouvons que détruire lentement un obstable, et les organes malades tendent peu à peu à reprendre leurs propriétés normales; aussi ne faudra-t-il pas toujours poursuivre bon gré mal gré une affection, parce qu'on n'a pu constater sa disparition complète.

L'exaspération du mal ne doit pas non plus trop effrayer les malades; elle n'est souvent que le signe d'une guérison assurée.

Souvent même, comme nous l'avons déjà dit, une première saison n'apporte aucun changement dans la nature du mal, la persévérance seule peut en triompher.

Comme les effets des eaux peuvent persister pendant deux, trois, quatre semaines et plus, après qu'on en a cessé l'usage, il n'est pas prudent d'user aussitôt de nouveaux remèdes, afin de ne pas troubler le travail curatif de la nature. Il s'ensuit qu'il ne faut pas renoncer brusquement à l'hygiène adoptée; c'est avec lenteur et par degrés qu'on devra rentrer dans sa sphère habituelle.

CHAPITRE XVIII.

Indications et contre-indications raisonnées de l'emploi de l'eau de Niederbronn.

Indications. — Elles sont le résultat d'un raisonnement dont les effets physiologiques sont les prémisses et les effets thérapeutiques forment la conclusion.

Chassant de l'intestin les matières dont la nature n'a pas la force de se délivrer et qui peuvent être nuisibles, nos eaux sont indiquées dans la *constipation* et les *embarras* du tube digestif.

Excitant la sécrétion stomachale et intestinale, activant

la digestion, elles seront utiles dans tous les cas où il y a atonie du tube digestif.

Augmentant la sécrétion biliaire, la sécrétion rénale, on les emploiera avec avantage dans les cas de jaunisse, de calculs biliaires, de colique néphrétique, d'engorgements du foie et de la rate, quand on veut rappeler les hémorrhoïdes en ne buvant l'eau que pendant peu de temps, en prolongeant leur usage quand on veut les guérir.

Enlevant une certaine quantité de matériaux à l'économie, rendant le sang plus fluide, elles combattent la pléthore, l'obésité quand on suit en même temps un régime modéré.

Elles sont utiles dans les cas de paralysie quand, surtout à la suite d'une apoplexie, il y a un noyau sanguin à résorber.

Elles ont une indication résolutive par suite de l'action qu'exerce la purgation sur l'absorption interstitielle; elles doivent contribuer à résoudre les engorgements, à débarrasser l'économie des substances nuisibles; à ce titre elles sont efficaces dans la *colique de plomb,* les maladies *goutteuses, scrofuleuses,* les *dartres,* les affections *rhumatismales, osseuses.*

Elles changent la nature de certaines sécrétions, comme la leucorrhée, la blennorrhée, les diarrhées entretenues par l'irritation des matières contenues dans l'intestin.

Les eaux étant indiquées pour une maladie, il faut subordonner leur emploi à l'âge, au sexe, au tempérament, à la nature même de la maladie, ses périodes, ses complications, enfin aux circonstances atmosphériques.

Ce n'est pas l'époque la plus rapprochée du début de toutes ces maladies, surtout lorsqu'elles succèdent à un état aigu, qui est la plus favorable à la médication minérale; mais l'époque où tout symptôme d'irritation a disparu. Dans les maladies qui se sont développées lentement, elles sont bien plus propres, dès le début, à les guérir, à enrayer leur marche, que dans les cas précédents.

Contre-indications. — En principe, la médication minérale ne convient dans aucune maladie aiguë; la règle est donc de s'en abstenir toutes les fois qu'il y a inflammation; et même pendant une cure, s'il y a recrudescence dans la maladie avec des symptômes d'inflammation, il est bon de suspendre son emploi jusqu'à ce qu'ils soient passés. Ainsi, dans les accès de goutte, on emploiera les moyens que fournit la médecine.

Nous avons dit que l'eau de Niederbronn produisait des selles principalement séreuses; on devrait donc croire qu'elle convient dans l'hydropisie; il n'en est rien, car la portion des sels qui est absorbée, et qui augmente à mesure que l'ingestion de l'eau est continuée pendant un temps plus long, diminue la plasticité du sang, ce qui est très-nuisible aux hydropiques.

Les lésions organiques prononcées et de mauvaise nature, et en général les productions de tissus hétérogènes, sont incompatibles avec l'emploi des eaux minérales, car il est permis de croire que ni celles de Niederbronn, ni les autres, n'auront la propriété de changer en tissu sain, analogue à ceux qu'on trouve dans l'économie, un tissu anormal, comme le cancer, le tubercule, etc.

Les eaux de Niederbronn sont nuisibles aux personnes atteintes d'asthme, de crachements de sang; à celles, en un mot, qui ont la poitrine délicate. Les femmes enceintes, celles qui nourrissent, s'abstiendront d'en faire usage, et toutes les autres à l'époque de leurs règles.

TROISIÈME PARTIE.

Application des eaux de Niederbronn au traitement de différentes maladies.

CHAPITRE PREMIER.

Généralités.

Dans les notions théoriques, nous avons fait une analyse des éléments qui entrent en ligne de compte dans les divers traitements que l'on subit aux eaux, et nous nous sommes livré à l'étude séparée de ces éléments. On a pu déjà pressentir par là quelle pouvait être leur action probable dans diverses formes de maladies. Nous allons maintenant faire l'opération inverse, prendre les uns après les autres les divers groupes de maladies, les soumettre au contrôle de l'expérience, et nous rendre un compte rigoureux de ce que l'observation nous a appris.

Les aperçus spéculatifs, quoiqu'étant souvent d'accord avec les résultats de l'expérience, s'en éloignent quelquefois ; ainsi, la composition chimique de nos eaux sert bien à nous donner une idée de leur caractère essentiel, mais les conditions hygiéniques, les modes différents d'administration, suivant les divers genres de maladies, forment une médication complexe ; et la grande prédominance de chlorure de sodium ne donne pas à cette médication le caractère de simplicité qu'on serait tenté de lui accorder de prime abord ; elles contiennent encore d'autres substances actives, leur action varie suivant la température à laquelle on les élève, sans parler des réactions imprévues qui viennent encore compliquer ce système.

La thérapeutique est l'art de remplir les indications fournies par la connaissance, autant que les moyens scientifiques le permettent, de la nature intime de la maladie, afin de ramener à l'état normal les organes et les fonctions altérées; «c'est la nature qui opère les guérisons; l'art ne fait que lui venir en aide, il ne guérit que par elle» *(Hufeland)*.

Toutes les parties constituantes du corps n'ont qu'un même but, l'entretien et la conservation de ses parties; elles font tous les efforts pour se maintenir en équilibre. Ce fait a lieu pour les maladies chroniques qui sont principalement de notre ressort, comme pour les maladies aiguës, seulement cela est moins rapide et moins frappant; le médicament n'agit qu'en imprimant l'élan; et la réaction, la modification salutaire qui s'en suivent ne sont possibles que par l'intervention des forces dont le déploiement s'opère à l'intérieur.

Il y a dans l'organisme une puissance médicatrice intérieure qui, quand une médication convenable est employée, élimine les principes nuisibles, rend les sécrétions normales, restaure les parties désorganisées.

On nous fera peut-être le reproche de trop accorder à la nature médicatrice, à l'humorisme; nous cherchons, en appliquant de diverses manières l'eau minérale, à profiter de cette tendance de l'organisme, à réagir contre ce qui lui est nuisible, à la favoriser, à tempérer une trop grande énergie de la nature, à la détourner d'une direction vicieuse; dans d'autres cas, à produire la dépression nécessaire pour faire cesser une activité qui pourrait lui être funeste.

Et quant à l'humorisme, nous considérons le corps comme formé par un liquide vivant dans lequel les solides se trouvent en suspension (on sait que le corps est composé de neuf parties liquides et d'une partie solide); il est par conséquent assez naturel d'attribuer une plus grande importance aux liquides qu'aux solides.

Dans l'action des eaux, tout ne tient pas du mystère; ce n'est pas non plus une simple routine comme se le figurent trop souvent gens du monde et médecins; à côté de cela il y a une science bien autrement importante, dont l'application raisonnée constitue la science *hydrologique*.

Notre thérapeutique repose sur des indications raisonnées; elle appuie ses procédés sur les notions que nous donne la physiologie, la structure et les fonctions des organes, sur la nature de la maladie et le mode d'action de l'agent minéral; aussi nous ne perdrons jamais de vue dans tout problème à résoudre, c'est-à-dire celui de guérir, ces trois points principaux : le malade, la maladie et le remède.

La médication minérale s'adresse surtout à l'état général; les indications locales seules sont rares, on arrive plus souvent à des résultats favorables en agissant sur l'économie entière que sur un point isolé; elle produit, dans l'intimité des tissus, des métamorphoses que nous ne connaissons et que nous ne connaîtrons jamais qu'imparfaitement, parce qu'elles sont une des manifestations de la vie; nous ne prêtons pas tout à la nature médicatrice, mais personne ne contestera l'importance de son rôle, il faut seulement savoir lui donner l'impulsion, la diriger, l'arrêter même, suivant les cas.

Nous combattons aussi les idées de spécificité qui ont si souvent cours parmi le monde et les médecins; la médication minérale n'est pas spécifique, elle ne s'adresse pas à telle maladie portant tel nom, et ne la guérit pas infailliblement; parmi les maladies qu'une eau guérit le mieux il y a encore des insuccès à enregistrer, cela tient bien souvent à ces idées de spécificité, à une mauvaise méthode, au peu de persévérance, à des idées théoriques, à l'empirisme.

L'action d'une eau minérale ne dépend pas de l'eau et du bain lui-même, mais de l'effet qu'ils produisent sur l'organisme; par conséquent ce n'est pas par le nom de la maladie qu'il faut porter un jugement, mais par les éléments morbides qui la constituent; il ne faudra donc pas s'étonner que dans certains cas en apparence analogues à d'autres on échoue, tandis que dans ceux-ci on a obtenu de brillants succès.

Ceci deviendra encore plus évident quand nous rappellerons que les effets de nos eaux sont tels suivant leur mode d'emploi, qu'elles peuvent être tour à tour excitantes, sédatives, toniques, dérivatives, purgatives, altérantes.

Ce n'est pas parce qu'une maladie porte un autre nom qu'elle différera toujours d'une autre; si on groupe les maladies quant à leur essence, on verra que des maladies qu'on croyait différentes ne sont bien souvent qu'une *manifestation différente* ayant la même origine. Prenons pour exemple certaines ophthalmies, dartres, engorgements glandulaires, articulaires, ce ne sont quelquefois que des manifestations de la même cause, la scrofule.

Pour mieux faire comprendre qu'avec un même moyen on peut obtenir des effets différents, nous avons fait le tableau suivant :

Nous avons :

1° La méthode purgative employée seule ;

2° La méthode résolutive employée seule ;

3° Les bains frais employés seuls ;

4° Les bains tièdes ou chauds employés seuls ;

5° La méthode purgative combinée aux bains frais ;

6° La méthode purgative combinée aux bains tièdes ou chauds ;

7° La méthode résolutive avec les bains frais ;

8° La méthode résolutive avec les bains tièdes ou chauds.

On fait également, suivant les cas, différentes combinaisons avec les douches, injections, lavements, lotions,
etc. On a par là un ensemble de moyens à opposer à tous
les cas qui se présentent. Ceci explique comment une eau
minérale s'applique à des maladies si diverses.

Elle guérit de préférence celles qui, par leur durée,
leur ténacité, ont, pour ainsi dire, pris droit de domicile
dans l'organisme, c'est-à-dire, les maladies chroniques;
ce sont elles dont triomphe le plus sûrement la médecine
thermale, triomphe d'autant plus beau que ces maladies
ont résisté aux moyens que possède la médecine ordinaire.

Notre remède ne sera pas toujours exclusivement l'a-
gent minéral, nous avons vu dans la première partie l'influence qu'exercent les agents hygiéniques, moraux; ce
sont des moyens accessoires qui ont une large part dans
une cure; souvent aussi des médicaments pharmaceu-
tiques deviennent un puissant auxiliaire, mais il faut en
être sobre, n'en faire usage que pour aider l'effet des
eaux; cet auxiliaire, quand on l'emploiera, sera toujours
relégué au second rang, c'est toujours l'eau minérale qui
fera la base du traitement.

Souvent il sera utile de terminer une cure par l'usage
d'autres eaux minérales transportées, comme des eaux
alcalines, gazeuses, ferrugineuses surtout, quand elles
sont également indiquées et que la cure aura un peu affaibli le malade.

Pour étudier l'action de nos eaux sur les maladies
propres à être influencées favorablement par elles, nous
suivrons l'ordre le plus naturel, le plus simple, nous
prendrons un organe après l'autre, et nous passerons en
revue les diverses maladies dont il peut être atteint; de
la sorte nous aurons à étudier les maladies suivantes :
Maladies du tube digestif et de ses annexes :

A. *Tube digestif:*

De l'embarras gastrique.

Gastrite et gastralgie chroniques.

Constipation.
Hémorrhoïdes.
B. *Annexes* :
Maladies chroniques du foie.
Calculs biliaires.
Ictère, jaunisse.
Péritonite chronique.
Maladies constituées par un état anormal du sang :
Pléthore, obésité.
Faiblesse, atonie.
Chlorose, pâles couleurs.
Tempérament lymphatique et scrofuleux.
Maladies des femmes :
Age critique.
Anomalies de la menstruation.
Engorgements.
Déviations.
Fleurs blanches.
Stérilité.
Maladies du système locomoteur :
De la goutte.
Du rhumatisme.
Anciennes entorses, raideur des articulations.
Maladies de l'encéphale :
Congestion cérébrale, apoplexie, paralysie.
Maladies du système nerveux :
Hypochondrie.
Aliénation mentale.
Hystérie.
Maladies de la peau :
Miliaire chronique, sueurs exagérées, suette.
Maladies des poumons.

CHAPITRE II.

Maladies du tube digestif et de ses annexes.

A. *Tube digestif.*

Les maladies du tube digestif méritent d'être placées en première ligne : 1° à cause de l'importance de ce système, qui est la source de la nutrition, d'une bonne assimilation; 2° à cause de l'influence que ses altérations exercent sur l'organisme entier; car, du moment que la nutrition n'est pas bonne, le sang ne peut être régénéré d'une manière convenable; un sang appauvri, anormal, est incompatible avec l'exercice régulier des fonctions nerveuses; il en résulte une foule de maladies nerveuses. *Le sang est le régulateur des fonctions nerveuses (Hippocrate).* Aussi les mauvaises digestions sont-elles les plus propres à produire la mélancolie, l'hypochondrie; il en est de même des maladies du foie et de la rate, dont les souffrances conduisent aux mêmes résultats.

En second lieu, le tube digestif est le champ sur lequel s'opère l'action principale des eaux de Niederbronn, qu'elles soient absorbées pour produire leurs modifications au sein de l'économie, ou qu'elles provoquent des évacuations qui soustraient au corps ses principes nuisibles.

Nous voyons arriver chaque année de pauvres malades présentant tous les désordres nerveux imaginables; en y regardant de bien près, on voit le plus souvent qu'ils sont le résultat de lésions du tube digestif, et si on traitait ces désordres comme maladies essentielles, on se fourvoierait; et nos eaux, quoique n'ayant sur eux aucune influence directe, les guérissent cependant, rien qu'en rétablissant les fonctions digestives; c'est le secret de leur action dans beaucoup d'autres maladies.

§ 1ᵉʳ. De l'embarras gastrique.

L'embarras gastrique est ordinairement la suite de causes irritantes, d'écarts de régime, d'abus alcooliques, d'une alimentation insuffisante, d'aliments pris en trop grande quantité ou difficiles à digérer; les climats chauds et humides comme le nôtre favorisent son développement. Les follicules de l'estomac sécrètent des sucs trop abondants et viciés, comme du suc gastrique, des mucosités et même de la bile, ce qui produit ces renvois aigres si désagréables. Ces phénomènes anormaux, en raison des relations intimes qui existent entre l'estomac, le système nerveux et la peau, peuvent aussi être la suite d'affections morales, chagrins, préoccupations, de suppressions de transpiration. Il est aussi facile de comprendre qu'une paresse des intestins, des constipations habituelles, pervertissent à ce degré les fonctions de l'estomac.

L'estomac contient des mucosités en plus grande quantité qu'à l'état normal, la langue est sale, la bouche a un mauvais goût, est pâteuse; les dents se chargent de tartre; il se produit de la soif, quelquefois des éructations, des nausées et même des vomissements de matières bilieuses et alimentaires mal digérées; le teint devient pâle et jaunâtre; parfois l'estomac offre une sensibilité qui augmente par la pression. La constipation ou la diarrhée accompagne cet état.

Cette altération peut exister dans une étendue plus ou moins considérable des intestins, aussi bien que dans l'estomac; il y a alors tension et gonflement du ventre, pesanteur dans l'abdomen, borborygmes et même coliques, maux de reins, vents fétides.

Joignez à cela un abattement général, une faiblesse qui n'est pas en rapport avec l'intensité des symptômes locaux; la peau froide plutôt que chaude, peu de fièvre.

Si cet état persiste longtemps et s'aggrave, il se transforme en gastrite.

La nature elle-même indique qu'il faut évacuer ces matières muqueuses; les eaux de Niederbronn offrent une ressource merveilleuse contre cette maladie; en effet, les principes actifs y sont étendus dans une assez grande quantité de liquide pour pouvoir dissoudre ces mucosités, laver, pour ainsi dire, les parois de la muqueuse, agir par leur contact, modifier sa vitalité et sa sensibilité, favoriser l'écoulement de la bile.

La purgation peut être répétée tous les jours pendant un certain temps, sans qu'il se manifeste la moindre irritation; au contraire, ces évacuations, produites sans fatigue, sans coliques, donnent peu à peu du ton aux organes digestifs, relèvent l'appétit, les digestions s'effectuent avec plus de facilité.

Aux effets dus à la purgation, il faut ajouter ceux causés par les sels de soude, de chaux, de magnésie, etc., sur les acides de l'estomac, quand ils sont en trop grande quantité.

On évitera, pendant la cure, les causes qui ont produit cet état, comme les mets lourds, farineux, et on leur préférera ceux tirés du règne animal, les toniques; enfin on prendra de l'exercice, afin de favoriser les selles, surtout si l'on mène habituellement une vie sédentaire.

A la méthode purgative on adjoindra les bains tièdes de 3/4 d'heure à 1 heure de durée.

Quinze jours suffisent, dans les cas légers, pour rétablir les fonctions digestives; quand le mal est ancien, il exige un traitement de 20 à 25 jours.

C'est le genre d'affection qui amène le plus fréquemment à Niederbronn; c'est aussi celui qu'on y traite avec le plus de certitude d'obtenir un heureux résultat.

§ 2. GASTRITE ET GASTRALGIE CHRONIQUES.

Nous étudions ces deux maladies ensemble, à cause des rapports nombreux qui existent entre elles, et de la difficulté qu'on éprouve quelquefois à les distinguer l'une de l'autre.

La *gastrite* est le deuxième degré de l'embarras gastrique; elle naît sous l'influence des mêmes causes, mais plus intenses. D'un autre côté, la persistance des symptômes de l'embarras gastrique amène lentement, sourdement, la gastrite chronique; c'est de celte façon qu'elle se développe le plus ordinairement.

Aussi les symptômes de la gastrite chronique sont, avec un degré d'exagération plus prononcé, les mêmes que ceux de l'embarras gastrique; les vomissements offrent plus de constance; ils se répètent quelquefois dans le même jour, tantôt acides, tantôt bilieux.

La douleur de l'estomac est presque permanente; il semble, au dire des malades, qu'une barre leur serre cet organe.

C'est une affection tenace, capricieuse, qui, souvent lorsqu'elle paraît toucher à la guérison, reprend une intensité à désespérer malades et médecin.

La *gastralgie*, *douleur nerveuse de l'estomac*, *Magenschmerz* des Allemands, est caractérisée, comme son nom l'indique, principalement par une douleur à la région de l'estomac; elle sévit plus souvent chez les femmes que chez les hommes, et peut devenir héréditaire, parce que le tempérament nerveux se transmet lui-même au moyen de l'hérédité. Les influences provenant des émotions de l'âme ont sur elle une puissance marquée; les préoccupations morales, les passions vives, concentrées, opèrent une impression telle que l'acte digestif est troublé; quand la tête travaille, la digestion se fait mal. Ajoutez les occupations sédentaires, les travaux intellectuels.

Il ne faut pas oublier, et cela importe beaucoup pour le traitement, que la gastralgie est ou primitive ou secondaire; elle est surtout secondaire, quand elle a pour cortége certaines affections, comme l'hypochondrie, la chlorose, l'hystérie, les fleurs blanches, etc.

Comme dans la gastrite, un des symptômes qui existent le plus souvent dans la gastralgie est la douleur localisée aux parois de l'organe; elle est sourde, pongitive, brûlante, intermittente. L'appétit se montre plus capricieux que dans la gastrite; il peut présenter de l'*exagération* ou une *diminution*; il est nul dans l'*anorexie*, exagéré dans la *boulimie*; cette faim une fois satisfaite, il en résulte des régurgitations et des vomissements, si on n'a pas pris de précautions; dans le *pica*, les malades éprouvent l'envie de manger de la craie, du papier, etc.

La *dyspepsie*, dont on a voulu faire une maladie spéciale, n'est qu'une variété de la gastralgie, caractérisée par la difficulté de digérer après chaque repas ou à des époques plus ou moins éloignées. Il est des personnes qui, sans avoir pris des aliments indigestes, éprouvent les effets, mais amoindris, d'une indigestion, une pesanteur à la région épigastrique, un état de malaise général. Quelquefois des gaz se développent, distendent l'abdomen et produisent des bruits particuliers par leurs déplacements.

Règle générale : les intestins fonctionnent mal, quand l'estomac est malade.

Nous abandonnons l'énumération des symptômes particuliers à la gastralgie, pour aborder une question bien autrement importante : quels sont les signes auxquels on reconnaît une gastrite ou une gastralgie?

Ils sont au nombre de trois :

1° Dans les affections nerveuses de l'estomac, la langue conserve son état naturel, ce qui n'existe pas dans la gastrite, ni l'embarras gastrique.

2° La douleur est, dans la majorité des cas, diminuée par la pression, tandis qu'elle est augmentée dans la gastrite.

3° Il est un autre moyen précieux pour le diagnostic, c'est la connaissance de l'impression que produit sur l'estomac le genre d'alimentation employé.

Si l'alimentation féculente et lactée est mieux supportée que l'alimentation animale, même le bouillon gras, il y a probablement *gastrite*; si le contraire a lieu, c'est-à-dire si le régime tonique, viandes rôties, etc., convient plus au malade, tout porte à croire qu'il y a *atonie de l'estomac*; c'est ce qui fait comprendre pourquoi, dans certains cas de gastrite, on a obtenu de bons effets, en ordonnant aux malades des viandes rôties et du vin généreux.

Dans le *traitement de la gastrite*, on procèdera avec précautions; on étudiera les susceptibilités de l'estomac. Dans la plupart des cas, il faut graduellement augmenter le nombre de verres pris journellement; dans d'autres, on peut, dès les premiers jours, suivre d'emblée la méthode purgative, c'est-à-dire 6 à 8 verres.

En raison de l'irritation de l'estomac, de l'existence d'un élément phlogistique, l'effet des bains pris à une température un peu élevée, autant que possible chauds et de longue durée, finit par calmer et abattre cet élément irritatif.

Une saison de 20 à 25 jours est presque de rigueur pour une maladie aussi difficile à guérir.

Le *régime* sera émollient, adoucissant, toujours proportionné aux forces digestives du malade; on ajoutera au traitement minéral, s'il ne produit pas d'effet assez prononcé, de légers calmants, quelque préparation stomachique, légèrement laxative; il ne faudra pas craindre d'essayer un peu d'eau rougie au repas, des viandes, quand le malade semblera pouvoir les digérer.

Un moyen efficace, surtout quand les vomissements sont fréquents et qu'on éprouve un sentiment de chaleur interne, c'est la glace prise à l'intérieur, pulvérisée, saupoudrée de sucre et arrosée d'un peu de vin de Malaga.

Chez les vieillards, les fonctions digestives languissent facilement; elles amènent l'amaigrissement, l'émaciation; en les rétablissant, on rétablit en même temps l'assimilation. Aussi voyons-nous chaque année des vieillards venir chercher à Niederbronn un spécifique contre les effets de l'âge, et conserver une activité, une vigueur peu communes à cette époque de la vie.

De tout temps on a employé les purgatifs dans la *gastralgie*. Ce qui a fait craindre leur emploi pendant le règne de la doctrine de Broussais, c'est la crainte de développer une gastrite, de même que, dans la gastrite, on craignait par leur usage de l'augmenter. Ces craintes sont exagérées, surtout pour la gastralgie, qui est assez rarement simple. Comme elle est le plus souvent liée à d'autres affections nerveuses, telles que l'appauvrissement du sang, la leucorrhée chez les femmes, l'eau minérale, en facilitant la nutrition, reconstitue le sang, et par là ces affections cessent.

Les eaux régularisent la digestion, détruisent les gaz, cause des éructations et du ballonnement du ventre.

Il faut ici procéder avec autant de circonspection que dans le traitement de la gastrite ; l'effet purgatif n'est pas aussi nécessaire, mais une ou deux selles légères chaque jour stimulent l'estomac, sans le fatiguer.

Ainsi on prendra successivement, suivant la tolérance de l'estomac, 2, 4, 6 verres.

Les bains seront moins chauds que dans la gastrite et d'une durée moindre, 20 à 40 minutes. Quand leur action devra être de fortifier, comme dans les gastralgies compliquées de chlorose, d'écoulements blancs, d'anémie, de menstruation anormale, on en abaissera peu à peu la température, jusqu'à les prendre frais.

Souvent aussi il convient d'user de moyens accessoires, non pour provoquer des évacuations, mais pour aider à supporter l'eau minérale, faciliter la digestion par des toniques, des amers, des antispasmodiques. Une infusion de valériane serait utile dans ce cas.

Ici également il faut une grande persévérance, et quelquefois la guérison n'arrive qu'après une deuxième et même une troisième saison.

L'hygiène est un des points essentiels du traitement : un air sec et vif, la distraction, l'oubli de peines morales, qui seules ont souvent provoqué cette maladie, l'influence qu'exerce le médecin sur le malade, aident singulièrement à la guérison.

§ 3. Constipation.

La constipation consiste dans la rareté et la difficulté de la défécation. Mais cette rareté n'est que relative, elle dépend beaucoup des individualités, car telle personne n'ira à la selle qu'une ou deux fois par semaine sans en être incommodée, tandis que telle autre, qui avait l'habitude d'y aller une à deux fois par jour, sera gravement incommodée dès qu'elle n'ira plus que tous les deux ou trois jours.

Ainsi nous ne considérons la constipation comme maladie que du moment où elle est cause d'un dérangement de la santé.

La constipation peut provenir d'une foule de causes : d'hémorrhoïdes, d'une activité digestive exagérée, c'est-à-dire que les aliments produisent moins de matières fécales que chez d'autres personnes, tournent au profit de l'économie et sont éliminées par les urines et les sueurs.

Dans certains cas, la constipation paraît résulter d'un défaut de sécrétion intestinale, d'une diminution dans la sécrétion de la bile.

Une autre cause est l'inertie intestinale chez beaucoup de vieillards, de convalescents, de malades débilités, de chlorotiques, d'hypochondriaques; le ventre est paresseux parce que l'influence nerveuse paraît manquer pour solliciter les contractions des intestins et expulser leur contenu.

Les aliments lourds, farineux, joints à une vie sédentaire, favorisent la constipation. Il y a encore des causes mécaniques, comme la déviation de la matrice, et dont nous ne parlerons pas.

Lorsque les matières fécales séjournent quelque temps dans les intestins, elles s'accumulent, s'épaississent, s'endurcissent et déterminent des congestions hémorrhoïdales, des congestions vers la tête et la poitrine, une perversion de la digestion, de l'influence nerveuse, l'hypochondrie; quand la constipation est poussée trop loin, les aliments ne traversent plus l'estomac, sont rendus par le vomissement, et quelquefois même les matières fécales.

Dans la constipation opiniâtre, les matières fécales en contact continuel avec les intestins, outre l'action produite parce qu'une fonction ne s'effectue pas normalement, par leur accumulation qui diminue l'appétit, sont absorbées par les orifices de la veine-porte, transmises au foie qui les transmet au sang, produisent une espèce d'empoisonnement lent.

L'usage des évacuants est nécessairement le remède le plus rationnel à opposer à cette maladie. Les purgatifs ordinaires parviennent rarement à en triompher; ce n'est pas en produisant de fortes évacuations qu'on la guérit; ainsi, en donnant un purgatif, on évacue, il est vrai, les intestins, mais la constipation n'est pas guérie pour cela, elle revient de plus belle, et ce ne serait pas sans inconvénient que beaucoup de malades prendraient une série de purgatifs énergiques.

Il faut expulser les matières fécales, sans doute, mais ce à quoi il faut s'attacher surtout, c'est d'habituer les intestins à les expulser sans efforts et régulièrement chaque jour par des moyens doux, propres à modifier leur vitalité.

A ce titre, aucun remède ne renferme les conditions désirées aussi bien que l'eau de Niederbronn; son emploi à dose purgative évacue les fèces, augmente la sécrétion intestinale et biliaire, produit des contractions qui, se répétant chaque jour, disposent les intestins à remplir leurs fonctions avec plus de régularité, et on sait quelle est l'influence de l'habitude sur les époques auxquelles on va à la garde-robe.

Si l'on craignait le retour de la constipation, ou si,

malgré l'usage des eaux, le ventre n'avait pas été tenu assez libre, on pourrait, en emportant quelques bouteilles d'eau minérale, faire disparaître les derniers restes de cette affection.

Les bains ne font pas nécessairement partie du traitement, mais ils aident l'effet des eaux, et les personnes peu sensibles à leur action feront bien de les prendre régulièrement; c'est tièdes qu'ils agissent le mieux.

Il sera bon, dans quelques cas de constipation opiniâtre, de commencer la cure par un purgatif doux, comme l'huile de ricin, et même de le prendre de temps à autre pendant la durée du traitement, quand les selles ne se produisent pas assez facilement, afin, comme on dit, d'ouvrir le ventre.

Des lavements, composés de substances propres à exciter les contractions de la partie inférieure des intestins, à dissoudre les matières fécales durcies, et souvent même des lavements d'eau minérale tiède, seront d'un puissant secours.

L'hygiène apportera aussi son tribut : il faut prendre beaucoup d'exercice, se frictionner le bas-ventre, ce qui aide le glissement des intestins et réveille leur action ; éviter les excitants, les alcooliques qui échauffent toujours, faire usage de boissons rafraîchissantes, se nourrir de végétaux verts, de légumes abondants en sucs, de fruits acides, de pruneaux.

§ 4. Hémorrhoïdes.

C'est une congestion sanguine à la partie inférieure du rectum, avec ou sans écoulement de sang.

Cette maladie affecte tantôt une forme périodique et régulière, comme l'écoulement menstruel, tantôt revient à des époques indéterminées; elle est très-répandue, et souvent la cause cachée d'une foule d'affections auxquelles elle est liée.

Elle appartient particulièrement à l'âge mûr et à la vieillesse; les deux sexes y sont sujets, les hommes surtout, les femmes à la suite de grossesse, vers l'époque de la menstruation.

Les hémorrhoïdes affectent spécialement les constitutions sanguines et les constitutions nerveuses ou bilieuses; les sujets lymphatiques y sont moins exposés.

C'est le genre de vie qui contribue le plus à leur développement; la vie sédentaire, les constipations qui en sont la suite, l'abus des purgatifs, des applications de sangsues à l'anus en nombre insuffisant, en un mot, tout ce qui appelle le sang vers les parties inférieures des intestins; l'abus d'aliments et de boissons possédant des propriétés irritantes et échauffantes. Ainsi le vin blanc pris à jeun prédispose à cette maladie; il est absorbé par la veine-porte pour le porter au foie, comme tous les liquides de l'estomac (c'est ce qui fait comprendre que l'eau minérale, étant absorbée par les mêmes veines, agisse directement). Comme ce liquide est d'autant plus irritant qu'il est pris pur et non mélangé à des matières alimentaires, il agit avec force sur le tissu veineux et en provoque l'inflammation.

Aussi l'homme le mieux portant peut s'attirer des hémorrhoïdes.

La station prolongée aide cette action, car la colonne de sang n'étant pas soutenue par des valvules dans le système de la veine-porte, puisqu'elle en est dépourvue, pèse de tout son poids sur les veines du rectum, congestionnées ou disposées à s'enflammer.

Les hémorrhoïdes sont caractérisées par la congestion, la tumeur et le flux.

La *congestion hémorrhoïdale* consiste en un sentiment de plénitude dans l'abdomen et à l'extrémité du rectum, de la pesanteur au périnée, de la constipation, une sensation de chaleur brûlante à l'anus; parfois il se produit une tuméfaction, de petites nodosités au pourtour interne de l'anus. Dans beaucoup de cas, il s'y joint des congestions sanguines vers la tête, aux poumons, des bouffées de chaleur.

Quand cette congestion s'est montrée à plusieurs reprises, les veines se dilatent de plus en plus et forment la *tumeur hémorrhoïdale,* les *boutons,* qui varient de volume et de nombre, d'un grain de millet au volume d'une noix.

Les hémorrhoïdes ne sont pas toujours situées au dehors du sphincter anal, elles sont quelquefois au-dessus; il y a des tumeurs qu'on appelle mixtes, qui sont tantôt internes, tantôt externes.

Quand ces boutons se congestionnent sans qu'il s'en suive un écoulement de sang, on les appelle hémorrhoïdes *sèches* ou *borgnes;* quand elles laissent écouler le sang, ce sont des hémorrhoïdes *fluentes.*

Souvent, au lieu de sang, il s'écoule de ces tumeurs, soit encore rudimentaires, soit développées, un liquide blanc, muqueux; on les appelle alors hémorrhoïdes *blanches.*

Le *traitement* des hémorrhoïdes est une chose excessivement délicate; les hémorrhoïdes fluentes par exemple, étant considérées comme une crise qui, se renouvelant à de certaines époques, deviennent une habitude pour l'économie, déplacent des maladies, jouent le rôle de la menstruation chez la femme.

Doit-on chercher à les guérir, ou doit-on toujours les respecter, dans la crainte de les déplacer et de jeter ce mouvement fluxionnaire sur un autre organe?

Si nous tirions les conclusions de ce que nous venons de dire, nous tendrions naturellement à les respecter; ainsi que le flux hémorrhoïdal se supprime chez une personne qui le voyait revenir régulièrement, des accidents se produisent.

Si l'on considère les accidents locaux qui peuvent résulter de l'altération des tumeurs pouvant produire des fissures à l'anus, des hémorrhagies graves, dégénérer en cancer, etc.. nous pencherions déjà en faveur d'une médication propre à supprimer cette maladie.

D'un autre côté, voyant une personne chez laquelle cet écoulement se supprime sans accident, nous serons d'autant plus tenté de chercher à obtenir une guérison.

Comme dans toute chose, il ne faut pas être ici trop absolu, et en étudiant bien les conditions dans lesquelles se trouvent les malades, nous trouverons des cas où l'une et l'autre des opinions que nous venons d'émettre pourront trouver leur application.

Quand les hémorrhoïdes sont légères, ne sont pas trop gênantes par le retour trop fréquent et trop abondant de l'écoulement sanguin; quand surtout cet écoulement périodique existera depuis de longues années, on fera bien de les respecter.

Quand cet écoulement sera trop abondant, dégénèrera en hémorrhagie inquiétante, que les bourrelets seront trop gros, on fera bien de chercher à les modérer.

Les hémorrhoïdes récentes, celles qui n'existent encore qu'à l'état de congestion (1er degré), sont celles dont il est le plus facile de triompher, et dont la suppression court le moins de dangers.

Les hémorrhoïdes sèches, celles mêmes qui laissent écouler des mucosités, peuvent généralement être guéries sans inconvénient.

Ces tumeurs peuvent devenir le siége d'une hémorrhagie chronique, due à ce qu'un peu de sang s'échappe chaque jour des vaisseaux relâchés, et de cette manière affaiblir singulièrement le malade, le faire tomber dans un état de cachexie. Il faut se hâter de faire cesser ces accidents, qui peuvent avoir des suites très-graves, devenir la cause souvent inaperçue de maladies chroniques, d'affections nerveuses, d'hydropisie.

Nous avons vu, en parlant des effets de l'eau de Niederbronn, que, prise à dose purgative, elle produit, au bout d'une période comprise entre 8 et 15 jours, une sensation de brûlure au rectum ; c'est le signe d'une forte congestion vers ces parties. Ces évacuations, répétées chaque jour, attirent le sang par l'irritation produite sur la surface intestinale et le travail éliminatoire qu'exécutent ses vaisseaux ; ajoutez à cela l'irritation locale produite par le passage des sels, des mucosités mélangées à de la bile.

Il en résulte qu'au bout de ce temps, les personnes disposées aux hémorrhoïdes voient reparaître les symptômes qui les annoncent ; mais en continuant l'usage des eaux, l'effet inverse se produit, les vaisseaux congestionnés se désobstruent peu à peu ; la constipation, qui est une cause de congestion, cesse, et la circulation de la veine-porte devient plus libre.

Donc, lorsqu'on voudra provoquer les hémorrhoïdes, ou les rappeler, il faudra faire usage de la méthode purgative pendant 12 à 15 jours, époque à laquelle on présume que la congestion arrive à son maximum, puis cesser brusquement l'usage de l'eau minérale.

Les bains de siége frais, quand la réaction se fait, facilitent l'apparition des hémorrhoïdes.

Quand, au contraire, et c'est dans ce but qu'on prend plutôt les eaux, on veut chercher à faire disparaître la congestion hémorrhoïdale ou supprimer des hémorrhoïdes déjà établies, il faudra également faire usage de la méthode purgative, mais avoir la précaution de ne pas s'arrêter quand le travail fluxionnaire s'est produit, et persévérer pendant un certain temps. On obtient alors un effet résolutif, surtout quand il y a, et cela existe le plus souvent, un engorgement des viscères de l'abdomen.

Pour la disparition des hémorrhoïdes, les bains n'ont par eux-mêmes aucune action directe ; mais quand il y a des engorgements du foie et de la rate, pris tièdes et prolongés, ils aideront l'effet résolutif.

Les lavements d'eau minérale jouent un certain rôle

dans le traitement; il faut prendre des demi-lavements froids, qui étant absorbés directement par les veines intestinales, auront le double effet d'agir comme astringents par leur température, et comme résolutifs par leur composition.

L'hygiène exige un régime rafraîchissant, beaucoup d'exercice à pied.

B. *Annexes du tube digestif.*

§ 5. MALADIES CHRONIQUES DU FOIE.

Le foie est sujet à beaucoup d'affections chroniques; il est souvent assez difficile de les distinguer les unes des autres, leur traitement est le même, c'est ce qui nous a porté à les réunir sous le nom de *maladies chroniques.*

État congestionnel du foie. — On ne peut guère le considérer comme une maladie à part, car il se produit le plus souvent par suite d'obstacles mécaniques au cours de la circulation. Cet état n'est pas rare; en effet, le foie est un organe essentiellement vasculaire, et le sang doit s'y accumuler sous l'influence de certaines causes; elles sont de deux sortes : *actives*, quand la cause, siégeant dans l'organe même, y provoque une irritation qui y appelle le sang; *passives*, quand elle résulte d'un obstacle au trajet du sang dans les vaisseaux du foie.

L'*hépatite chronique*, ou inflammation chronique du foie, peut être la suite d'une inflammation aiguë; souvent elle n'est que l'exagération ou la conséquence de la persistance de l'état congestionnel de cet organe.

L'*hypertrophie* est la maladie la plus commune du foie; elle est le résultat de la plupart des lésions que nous venons de citer, et de fièvres intermittentes prolongées. Quand l'inflammation aiguë ne se résoud pas franchement, elle peut se terminer par l'hypertrophie, mais le plus souvent elle résulte d'un état irritatif de cet organe.

Il y a beaucoup de personnes qui ont le foie hypertrophié sans s'en douter, parce qu'aucun symptôme tranché n'annonce son état.

On désigne souvent ces maladies sous le nom d'obstructions, d'engorgements du foie, d'infarctus hépatis.

C'est dans les pays chauds que les maladies du foie se produisent de préférence ; dans nos climats, elles sévissent principalement sur les hommes d'un âge mûr ; elles sont très-souvent liées comme cause et surtout comme effet, à la constipation, aux hémorrhoïdes ; par conséquent, on peut aussi ranger la vie sédentaire, un régime trop succulent, parmi les causes qui les produisent.

Dans l'hypertrophie, le foie augmente de volume : son poids normal est de 2 kilogr. ; il peut aller jusqu'à 20, 30 livres ; elle n'affecte pas toujours la généralité du foie, elle ne porte quelquefois que sur un lobe.

Le début de ces affections n'est généralement pas bien prononcé. Comme nous l'avons vu, la congestion sanguine s'établit sourdement ; suivent l'inflammation chronique et l'hypertrophie ; quand l'affection est déjà avancée, les malades n'éprouvent qu'un sentiment de gêne, de pesanteur du côté droit, parfois une douleur sourde augmentant de temps à autre.

La jaunisse est rare dans les cas qui ne sont pas compliqués.

L'inspection directe est un moyen précieux pour reconnaître l'hypertrophie ; si le foie est plus développé qu'à l'état normal, il dépasse de 2, 3, 4 travers de doigt, et quelquefois plus, le rebord des fausses côtes du côté droit, ce qui permet de la distinguer de l'état congestionnel et de l'hépatite chronique.

Quand ce développement exagéré existe, la respiration est gênée, la digestion également ; la constipation, quand elle n'existe pas, s'établit peu à peu.

La continuation d'une irritation vers le foie produit des dégénérescences, comme les irritations de poitrine amènent la tuberculisation.

De sorte que, d'un état compatible avec la vie, comme l'état congestionnel, l'hypertrophie simple, on arrive aux altérations les plus graves.

C'est surtout en vue du traitement que nous sommes entré dans ces détails. Comme on doit le pressentir par ce que nous avons dit en parlant des contre-indications de l'eau de Niederbronn, il faut éliminer tout d'abord les cas dans lesquels on constate une de ces altérations graves; l'eau minérale empirerait l'état du malade.

Le but principal du traitement doit être d'obtenir une résolution, la résorption du sang accumulé dans les vaisseaux veineux.

De tout temps, les médecins ont employé dans ce cas les purgatifs et les dissolvants; or, l'eau de Niederbronn agit à la fois comme purgatif et comme dissolvant.

On facilite quelquefois ce travail de dissolution et de résorption par des applications locales de sangsues ou de ventouses.

En même temps, les constipations cessent, les congestions sanguines vers la tête diminuent par suite de l'effet purgatif et de la diminution de la plasticité du sang.

Le régime devra être rafraîchissant, peu nourrissant; on s'abstiendra de liqueurs fermentées; le sommeil sera de courte durée.

Il n'y a pas de maladie plus propre à produire l'hypochondrie; par conséquent la distraction et le mouvement faciliteront la guérison du malade.

Les lavements d'eau minérale sont très-utiles dans ces affections; elle est absorbée par les veines et passe dans le foie, où elle aide à fondre l'engorgement. On prendra par jour 1 à 2 demi-lavements, qu'on tâchera de garder.

Les bains seront pris tièdes; ils ne sont qu'un accessoire du traitement et aident l'effet des eaux; mais quand il y a des dispositions aux congestions cérébrales, on peut, sans inconvénient, les supprimer ou les prendre avec la plus grande réserve.

Une saison de vingt jours suffit dans les cas simples et récents; mais quand l'affection est très-ancienne, vingt-cinq à trente jours sont nécessaires pour obtenir un résultat satisfaisant; quelquefois même il faut renouveler la cure deux, trois années de suite.

Les constipations, les hémorrhoïdes, les engorgements du foie sont trois affections qui se trouvent souvent réunies chez le même malade, sans qu'on sache laquelle des trois a provoqué les autres; c'est comme un cercle dans lequel tout s'enchaîne.

Il y a quelques cas d'hydropisie qui sont influencés favorablement ou guéris par les eaux de Niederbronn; mais alors il n'y avait pas d'altération profonde des tissus, mais un simple engorgement ou un obstacle mécanique que l'eau a détruit; les malades avaient encore assez de vigueur. Ce n'est pas l'hydropisie en tant que maladie qui a été guérie, mais un engorgement du foie ou des viscères abdominaux dont l'hydropisie commençante n'était qu'un symptôme.

Les eaux de Niederbronn rendraient d'éminents services dans les engorgements du foie et de la rate, si communs dans les pays chauds, et provenant soit de fièvres intermittentes, d'inflammation du foie, ou produits lentement, sans maladie préexistante, chez les personnes revenant de nos possessions d'Afrique et de nos colonies, où l'appareil bilieux se développe avec tant d'énergie.

Il serait donc à désirer qu'elles fussent plus connues pour cet ordre de maladies.

§ 6. Calculs biliaires.

Ce sont des concrétions qui se forment le plus souvent dans la vésicule biliaire; il y en a souvent des milliers, 'est la gravelle biliaire; d'autrefois il n'y en a que quelques-uns de grosseur et de forme diverses.

L'existence des calculs biliaires est, suivant M. Trousseau, une affection beaucoup plus commune qu'on ne le croit généralement, surtout chez les femmes d'un certain âge.

On a pu, dans certains cas, palper ces calculs à travers l'abdomen.

Les accès de colique sont caractérisés par une douleur à la région du foie qui va en croissant, des envies de vomir, un commencement de jaunisse; tout cela cesse quand le calcul tombe dans l'intestin.

La colique hépatique est sujette à récidive, il y a même des malades qui sont sujets à des accès périodiques de cette nature; ils connaissent à l'avance l'époque et la durée des accidents.

Nous extrayons les considérations suivantes d'un travail de M. Barth *(Gazette hebd. de 1854)*, dans lequel il démontre par des pièces anatomiques la vérité de ses assertions:

«Une fois formés dans les voies de la bile, les calculs peuvent être : 1° éliminés, ou 2° séquestrés de telle sorte que leur séjour dans le sein de l'économie cesse d'être nuisible.

«Élimination des calculs. Elle peut se faire : par les voies naturelles; ils peuvent s'engager dans le canal (cystique) qui déverse la bile dans l'intestin. Les calculs se trouvent poussés dans ce canal par le plan musculeux de la vésicule qui se développe davantage dès qu'ils se forment; quand le calcul est engagé dans ce canal et s'y trouve arrêté de manière à suspendre le cours naturel de la bile, ce liquide, incessamment sécrété par le foie, s'accumule derrière l'obstacle.

«En même temps les canaux se dilatent, et cette dilatation permet au calcul de cheminer vers l'intestin, dans lequel il finit par tomber par la force qu'on désigne sous le nom de *vis a tergo.*

«Ces calculs sont tantôt sphéroïdaux, tantôt à facettes. Les premiers arrêtent plus complétement le cours de la bile, et ce liquide, en s'accumulant derrière eux, aide à les faire cheminer vers l'intestin.

«Les calculs à facettes peuvent laisser passer la bile entre eux et les parois de la vésicule et du canal. Les concrétions de ce genre mettent beaucoup plus de temps à parvenir dans l'intestin et produisent des coliques hépatiques d'une plus longue durée. Le passage partiel de la bile rend compte de la rareté de la jaunisse.

«Plus le volume du calcul est gros, plus les coliques sont fortes; des calculs du volume d'une olive parviennent, en dilatant peu à peu le canal cholédoque, à arriver dans l'intestin.

«Les calculs peuvent diminuer de volume dans la vésicule par l'usure produite par le frottement; il en est même qui, en raison de leur fragilité, se fractionnent.

«Ils peuvent, en outre, s'isoler dans des poches supplémentaires, etc.»

M. Barth déduit comme conséquences pratiques de sa doctrine que dans les cas les plus graves on peut espérer la guérison, par suite des ressources variées de la nature. Une thérapeutique rationnelle aide ses tendances.

Il donne comme moyen prophylactique et curatif un régime sévère, l'usage de boissons délayantes, l'emploi fréquent de purgatifs pour prévenir l'épaississement anormal de la bile. La prédominance de cholestérine ou matière grasse, dans la composition d'un grand nombre de calculs, indique l'avantage d'une diète végétale, en excluant avec soin les matières grasses de l'alimentation habituelle.

L'auteur place en première ligne l'emploi des purgatifs souvent répétés, et c'est avec raison. Nous avons fait voir que les eaux de Niederbronn ont pour effet d'exciter notablement la sécrétion de la bile, d'en déterminer l'afflux plus considérable dans les intestins; par cela déjà on obtient le double effet de favoriser la marche des calculs, entraînés qu'ils sont par la bile, et d'empêcher celle-ci de s'épaissir par son accumulation.

Un autre avantage est de rendre plus différents la bile, le sang contenu dans le foie, en même temps que tous les liquides de l'économie. En cela notre eau participe des propriétés des eaux alcalines, et, par leurs propriétés purgatives, elles leur sont supérieures ; aussi constatons-nous tous les ans des améliorations et des guérisons chez les malades atteints de ces affections.

Pendant la saison des eaux, nous constatons souvent des crises ; cela est facile à concevoir, leur usage provoquant l'élimination des calculs.

Voici le traitement que nous employons : une potion composée d'huile de ricin à dose purgative et d'une dose assez forte d'éther sulfurique, répétée, s'il le faut, jusqu'à ce que la crise soit passée. On peut reprendre le traitement minéral sans aucun inconvénient.

Ce traitement est préférable à celui que suivent beaucoup de malades et qui consiste à prendre des narcotiques, le plus souvent du laudanum en grande quantité ; c'est là un traitement borgne qui n'est pas rationnel, car il n'est pas en rapport avec les tendances de la nature. Ceux qui, après avoir quitté les eaux, ont suivi celui que nous leur avons conseillé, ont eu lieu de s'en applaudir en voyant diminuer l'intensité et la durée des accès.

L'emploi des purgatifs sera donc de rigueur ; on pourra lui adjoindre les bains, les lavements d'eau minérale, qui ne sont cependant pas indispensables. Il faudra faire usage des eaux pendant cinq à six semaines. Une seule saison guérit rarement.

§ 7. Ictère, jaunisse.

La jaunisse n'est pas une maladie, c'est un symptôme ; on la prend souvent pour maladie, parce que la cause qui la produit nous échappe.

Elle n'est pas dangereuse par elle-même, mais par les causes qui l'ont déterminée : inflammation des conduits biliaires, obstacles mécaniques, dégénérescences, etc.

On a admis un ictère spasmodique; d'autres l'ont révoqué en doute; le fait est qu'on peut être atteint de jaunisse après un accès de colère.

La matière colorante de la bile se répand dans le sang, ce qui donne à la peau sa teinte particulière; on la retrouve aussi dans les urines; la bile n'est plus déversée dans les intestins, les selles deviennent dures et grisâtres.

Le but est de rétablir l'écoulement de la bile dans les intestins, but que remplit parfaitement l'eau de Niederbronn; nous savons que, parmi ses effets, on observe surtout un afflux considérable de bile.

Quand la cause consiste en une des maladies que nous venons de passer en revue, en traitant ces mêmes maladies, on fera cesser la jaunisse.

§ 8. Péritonite chronique.

Les séreuses sont de toutes les parties du corps celles qui ont le plus de tendance, lorsqu'elles sont enflammées, à laisser exsuder la fibrine du sang, qui produit des adhérences qu'on appelle des fausses membranes. C'est ce qui a lieu pour le péritoine.

A la suite d'inflammation du bas-ventre, de péritonite, ces exsudations provoquent des adhérences des parois intestinales entre elles ou avec la paroi abdominale; elles sont tantôt générales, tantôt partielles, limitées, suivant le siége qu'a occupé la maladie.

Voici ce qui se passe chez les sujets atteints de cette affection : comme les intestins sont liés par des brides en certains endroits, dès qu'ils se contractent, soit lorsque le besoin d'aller à la selle se fait sentir, soit après le repas pendant que la digestion se fait, les intestins sont tiraillés par ces brides et produisent depuis le simple malaise jusqu'à des douleurs, des coliques qui peuvent même amener la syncope.

Ces souffrances répétées chaque jour portent les malades à diminuer leur nourriture, à supporter la faim pour éviter ces douleurs, à retenir les selles, ce qui amène des constipations qui ne font qu'ajouter à ce malaise.

Les eaux de Niederbronn, par leurs propriétés purgatives douces, habituent les intestins à se contracter lentement, à glisser dans la cavité abdominale, et, par ces mouvements répétés, adoucissent la rugosité de ces membranes, en même temps que celles-ci diminuent de volume et se résorbent par suite de l'infiltration sans cesse sollicitée à travers la membrane intestinale et l'action dissolvante des sels.

La méthode purgative devra donc être employée autant que le malade est capable de la supporter; les bains chauds activeront la résolution de cette substance fibrineuse; quatre semaines au moins seront nécessaires pour obtenir ce résultat.

Observation. — M. H..., des environs de Metz, âgé de 26 ans, avait été atteint, deux ans avant de venir à Niederbronn, d'une inflammation du bas-ventre (péritonite), et depuis ce temps il ne pouvait digérer sans ressentir d'affreuses coliques; il était en même temps affecté de constipations opiniâtres; de sorte que ce malheureux jeune homme, malgré un grand appétit, n'osant se permettre la nourriture qu'il aurait désiré prendre, était tombé dans un état d'affaiblissement très-prononcé.

Nous lui fîmes prendre l'eau à dose purgative, des bains tièdes prolongés, et, au bout de 25 jours, il quitta Niederbronn, digérant sans douleurs, parfaitement débarrassé de son affection, heureux de pouvoir satisfaire son appétit et reprendre des forces.

CHAPITRE III.

Maladies constituées par un état anormal du sang.

§ 1er. PLÉTHORE, OBÉSITÉ.

Pléthore. — Elle est *sanguine* dans les cas où il y a, non pas excès dans la quantité du sang, mais dans la proportion de ses éléments réparateurs. Ce sang trop riche stimule le cerveau, le cœur, produit une stupéfaction générale du système nerveux; la tête devient lourde, les idées sont obtuses, le travail pénible, il y a une lassitude générale, une tendance prononcée au sommeil, souvent même on peut craindre l'arrivée d'une apoplexie.

Il y a aussi une pléthore *séreuse*, où il y a plénitude vasculaire; mais, contrairement à ce qui arrive dans la pléthore sanguine, il y a diminution dans la richesse du sang; cette pléthore ne tient qu'à la prédominance de sa partie aqueuse.

Cette pléthore ne fait qu'augmenter par les saignées, et, en les répétant, on finit par amener la cachexie, l'hydropisie.

Les eaux de Niederbronn agissent avec une merveilleuse efficacité dans les cas de pléthore sanguine; elles agissent comme antiphlogistique indirect, modèrent la richesse du sang, le rendent plus diffluent en même temps qu'elles en amoindrissent la masse, et font cesser les accidents que nous avons mentionnés plus haut.

M. Mialhe a démontré que les sels alcalins fluidifient le sang, diminuent sa plasticité; elles agiront donc directement sur la composition du sang, et l'effet purgatif contribuera à faire disparaître les congestions vers la tête.

Quelques ventouses ou sangsues de temps à autre rendent de grands services.

Nos eaux guérissent aussi la pléthore séreuse, en n'enlevant au sang que la partie aqueuse et lui laissant les principes dont il a le plus grand besoin, en augmentant l'assimilation des substances nutritives.

L'*obésité* consiste, comme tout le monde le sait, en une augmentation notable d'embonpoint, une accumulation de graisse dans toutes les parties, spécialement autour du cœur, des intestins, de l'estomac, des reins, qui gênent considérablement les fonctions de ces organes, rendent les mouvements difficiles, etc.

L'obésité accompagne le plus souvent la pléthore sanguine; mais elle peut accompagner la pléthore séreuse, et la maigreur la pléthore sanguine.

Une alimentation copieuse la produit le plus souvent, mais elle n'en est pas toujours la cause, car il y a des personnes qui restent maigres, bien qu'elles fassent de copieux repas, tandis que d'autres engraissent, malgré toutes les privations qu'elles s'imposent.

C'est une infirmité très-gênante pour les personnes qui en sont atteintes, et, sans parler des maladies auxquelles elle peut prédisposer, cette gêne est assez forte pour faire venir, chaque année, à nos eaux un certain nombre de personnes obèses.

Elles agissent, comme dans la pléthore, en fluidifiant le sang, en affaiblissant par l'augmentation des sécrétions; si l'état du malade le permet, il faut aussi l'affaiblir par des bains chauds.

En outre, il prendra moins d'aliments succulents, fera usage d'aliments aqueux tirés du règne végétal, dormira peu, prendra beaucoup d'exercice.

§ 2. Faiblesse, atonie.

Elle survient :

1° A la suite de causes débilitantes, comme une alimentation insuffisante ou peu réparatrice, une croissance trop rapide, le défaut d'exercice, une constitution naturellement faible, lymphatique ;

2° Elle peut exister chez les adolescents des deux sexes, surtout les jeunes filles à développement rapide, à menstruation difficile, excitables, amaigries ; les jeunes gens affaiblis par des excès prématurés ;

3° Chez les femmes épuisées par un mariage précoce, des grossesses rapprochées, des couches pénibles, un allaitement prolongé ;

4° Elle peut succéder à différentes maladies, à des convalescences longues, pénibles ;

5° La faiblesse et l'atonie s'établissent facilement chez les personnes âgées, soit naturellement, soit à la suite de maladies, quand l'organisme n'est pas assez fort pour se relever de lui-même ;

6° Des chagrins moraux en sont souvent la cause cachée.

Cet état est caractérisé par l'amaigrissement, un cercle bleuâtre autour des yeux, des palpitations, de la répugnance pour les aliments, pertes blanches, menstruation difficile. Les causes que nous venons d'énumérer, agissant sur le système sanguin et, par contre-coup, sur le système nerveux, y produisent les désordres les plus variés.

Le bain froid est un des moyens les plus efficaces pour combattre cet état de faiblesse ; on le donne d'abord tiède, puis peu à peu frais et de courte durée ; il rend le sommeil, active la nutrition.

Dans ce cas, les eaux se prennent d'abord à dose faible, qu'on augmente insensiblement, jusqu'à produire un léger purgatif.

Ajoutez, comme moyens auxiliaires, une nourriture succulente, la gymnastique, l'exercice répété à l'air si tonique des montagnes, des frictions sèches.

Il semblerait que nos eaux doivent être impuissantes dans des affections où il y a déjà un affaiblissement du sang ; mais on comprend leur action quand on songe aux effets toniques des bains frais, à l'activité imprimée par elles aux fonctions digestives.

§ 5. Chlorose, pales couleurs.

Cette affection est surtout fréquente chez les jeunes filles ; elle existe quelquefois chez les femmes et même chez les sujets de l'autre sexe.

Il y a un état particulier du sang et des nerfs qui la rapproche de l'anémie ; mais il y a une différence à noter, c'est qu'ici ce sont presque toujours des désordres nerveux qui précèdent l'appauvrissement du sang.

Sans cause apparente, on voit souvent chez certaines jeunes personnes la santé se détériorer, la nutrition languir, un sentiment de malaise se déclarer, sans qu'on sache à quoi l'attribuer ; il s'y joint souvent une petite fièvre, des surexcitations nerveuses. Cet état s'explique souvent par des causes morales.

Viennent ensuite l'irrégularité, la diminution et même la suppression totale de l'écoulement menstruel, des palpitations de cœur, de la gêne dans la respiration.

La chlorose est rarement simple, elle est presque toujours accompagnée de phénomènes nerveux, de gastralgie, de pertes blanches, etc., qu'il ne faut pas regarder comme maladie, mais comme complication, ce qui exige une différence dans le traitement.

Les bains frais forment également ici la base du traitement ; ils relèvent le ton de l'organisme, agissent d'une manière spéciale sur les fonctions nutritives, l'état nerveux ; on les prend d'abord tièdes, puis on abaisse successivement leur température jusqu'à prendre même des bains d'immersion.

On boit l'eau à dose légèrement purgative ; elle répare les troubles de la digestion, détruit la constipation qui se produit d'autant plus facilement chez les jeunes femmes qu'elles mènent une vie très-sédentaire ; elle facilite aussi la menstruation.

Nos eaux contiennent, en proportion assez notable, du fer qui doit avoir sa part d'action ; elles n'agissent pas uniquement par lui, et aux personnes qui croient qu'il faut, bon gré mal gré, employer des eaux ferrugineuses dans cette maladie, nous répondrons qu'il y a des eaux qui ne contiennent pas de fer du tout et qui néanmoins la guérissent; l'hydrothérapie même la guérit.

La cure sera secondée par une alimentation substantielle, l'exercice à pied, en voiture, à âne.

Souvent les ferrugineux ont été employés inutilement, et, après une saison passée à Niederbronn, ils réussissent quelquefois très-bien.

Il y a des chloroses qui simulent la phthisie commençante; on emploie les eaux avec prudence, surtout s'il y a des doutes sur l'affection tuberculeuse; il faudra demander alors plus à la médication hygiénique qu'à la médication minérale.

Nous appellerons particulièrement l'attention sur l'existence de peines cachées, de chagrins moraux. Si vous ne connaissez pas la vie intime de la femme, c'est en vain que vous la gorgerez de ferrugineux et d'eaux minérales.

§ 4. Tempérament lymphatique et scrofuleux.

Les eaux de Niederbronn renferment toutes les substances que les médecins préconisent dans ces affections, à l'exclusion de toute autre, à tel point qu'ils ne voient point de salut hors d'elles.

Les sels de chaux, de soude, de fer, de brôme et d'iode ont été tour à tour vantés et ont procuré de nombreuses guérisons.

C'est une maladie d'ensemble qui siége dans tout l'organisme et peut affecter tous les tissus, mais il y en a pour lesquels elle a une prédilection marquée; son lieu d'élection est le cou, où les glandes s'engorgent et suppurent souvent vers l'âge de 10, 12 ans.

Le tempérament lymphatique dispose facilement aux scrofules; il produit spécialement :

1° Des engorgements des ganglions du cou, aigus ou chroniques ;

2° Des engorgements des ganglions mésentériques ;

5° Des engorgements articulaires ;

4° Des périostites, ostéites, caries, nécroses scrofuleuses ;

5° Des ophthalmies.

C'est chez les enfants spécialement qu'il faut combattre cette affection ; ils supportent très-bien l'eau de Niederbronn à la dose de 1 à 2 verres.

Quand on commence en temps utile, on prévient le développement de maladies graves, auxquelles sont disposées les personnes qui offrent un tempérament scrofuleux, ou appartiennent à des familles où existe le germe de cette affection, et souvent même la phthisie pulmonaire.

L'eau se prend à l'intérieur à dose altérante, rarement à dose purgative, de façon à permettre aux sels d'exercer leur influence sur la composition des humeurs ; on voit en assez peu de temps l'empâtement du tissu cellulaire disparaître, les affections des os s'améliorer, les fistules, ulcères, etc., se fermer, les glandes diminuer de volume.

Les bains frais combinés à une bonne hygiène stimulent, tonifient le sang et le système nerveux.

Le traitement doit être continué pendant cinq à six semaines.

La guérison est d'autant plus lente qu'on s'éloigne plus de l'enfance.

Le *rachitisme* est une manifestation particulière du tempérament lymphatique et scrofuleux ; il produit surtout des courbures des membres inférieurs et de la colonne vertébrale.

On lui oppose les bains, l'eau en boisson à dose altérante, les douches légères.

Maladies des femmes.

Age critique. — La cessation du flux menstruel est le résultat de l'extinction de la vie sexuelle chez la femme ; or, les fonctions du reste de l'organisme et la production du sang n'en peuvent pas moins continuer avec toute leur énergie, et ces pertes qu'elles éprouvaient chaque mois n'ayant plus lieu, il en résulte fréquemment des accidents fâcheux qui ont fait appeler cette période *âge critique.*

Cet équilibre étant rompu, naissent des congestions sanguines vers la tête, la poitrine, les viscères abdominaux, des hémorrhagies utérines, des vomissements et des crachements de sang, des maladies nerveuses ; certaines maladies étant resté jusqu'alors à l'état de repos, prennent du développement, se transforment en affections de mauvaise nature et produisent des ulcères à la matrice, même le cancer, des maladies de la peau, la goutte, l'hydropisie.

Le seul traitement qu'on puisse employer à cette époque de la vie consiste à rétablir cet équilibre rompu, et à détourner le sang des parties nobles. Les eaux de Niederbronn réunissent sans contredit toutes les conditions nécessaires, elles font cesser la tendance à la pléthore, à ces désorganisations, rafraîchissent le sang, détournent vers les intestins cette activité pervertie sans qu'il en résulte pour ceux-ci le moindre inconvénient. Pour établir une compensation à la menstruation, on peut de temps à autre faire, si l'état des malades le permet, de petites saignées, des applications de ventouses.

Il faut en même temps prendre beaucoup d'exercice, suivre un régime régulier. Avec ces précautions on aura l'espoir de passer sans accidents cette période funeste à beaucoup de femmes.

Dans la *menstruation incomplète* ou trop peu abondante, ou qui se supprime *(aménorrhée)*, surtout dans la *menstruation douloureuse (dysménorrhée)*, les eaux de Niederbronn sont d'une grande efficacité. Dans ces derniers temps surtout, les fluidifiants ont été employés par M. Trousseau avec beaucoup de succès, comme l'iodure de potassium, l'acétate d'ammoniaque; ils fluidifient le sang qui souvent est trop consistant pour traverser l'utérus, ou parce que l'utérus est atonique, nerveux.

Nos eaux agissent de la même façon, en même temps que les bains tièdes calment la surexcitation nerveuse.

Lorsque la menstruation est *retardée*, les bains minéraux facilitent son apparition; l'eau à l'intérieur agit en relevant la faiblesse générale, l'atonie, quand elle existe. La purgation, quand il est possible de l'employer, attire le sang vers le bassin.

Les femmes qui sont exposées à des hémorrhagies pendant les règles doivent prendre l'eau avec les plus grandes précautions.

L'engorgement de l'utérus tantôt se borne au col seulement, tantôt envahit la totalité de l'organe; cet état est quelquefois accompagné d'ulcérations, d'érosions, de granulations au col, de fleurs blanches et de déviations. C'est surtout à la suite de couches que ces affections s'établissent.

Quand la maladie est simple, on suit la méthode altérante, avec des bains tièdes, des injections, des lavements d'eau minérale.

Quand le tempérament est lymphatique, qu'il y a en même temps de mauvaises digestions, on suit la méthode purgative.

Dans les *déviations* on suivra autant que possible un traitement tonique, bains tièdes, puis frais, eau en boisson à faible dose, douches peu à peu froides sur les reins, le sacrum, le bas-ventre.

Il faut soigneusement étudier l'impressionnabilité des malades, pour les bains, les injections et l'eau administrée en boisson.

Les eaux de Niederbronn procurent également de nombreuses guérisons dans les cas de névralgie, de rhumatisme de l'utérus, de prurit de la vulve, quand il est lié à un élément dartreux.

Souvent la guérison n'a lieu que parce qu'on modifie l'état général en même temps que l'état local.

Souvent on ne s'adresse qu'aux désordres les plus évidents, tantôt à la maladie principale, laissant les symptômes de côté; tantôt à l'état général, tantôt à l'état local, ou aux deux états réunis.

Dans certains cas, on insiste surtout sur les bains, les injections; dans d'autres sur l'eau en boisson.

En un mot, ces affections amènent des désordres si variés, se reliant à presque toutes les fonctions de l'organisme, qu'il faut raisonner un traitement pour chaque malade; par conséquent il est impossible de donner des règles générales.

Fleurs blanches, pertes blanches. — C'est une maladie commune chez les personnes lymphatiques, à fibres molles; les climats froids et humides y prédisposent, l'abus du thé, du café peuvent y conduire, ainsi que l'habitude des chaufferettes.

Cet écoulement provient du vagin ou de la matrice. Quand il a pour siége le col de la matrice, la muqueuse se boursoufle, se ramollit, en rétrécit l'orifice, et produit la stérilité. Quand le tissu s'altère, les femmes qui deviennent enceintes ont beaucoup de tendance à avorter, le col devient le siége d'ulcérations qui saignent facilement; la menstruation est souvent dérangée.

La plupart des femmes atteintes de leucorrhée ont des phénomènes sympathiques, gastralgie, yeux cernés, pâleur, maigreur, car il existe un rapport très-intime entre les nerfs de l'utérus et ceux de l'estomac, quelquefois même un état hystérique. Aussi lorsqu'on rencontre de ces affections, faut-il toujours tâcher de savoir si elles ne tiennent pas à la leucorrhée, qui en est souvent la cause non avouée.

C'est une des maladies les plus chroniques et les plus difficiles à guérir.

Il faut autant que possible donner les bains frais, et de courte durée; ils diminuent presque toujours l'écoulement; ils semblent quelquefois l'augmenter, mais en persistant, il finit par disparaître.

Les injections ont une grande efficacité; le procédé vulgaire consiste à les faire sur un vase de nuit, il est sans résultat; il vaut mieux les prendre le bassin étant élevé, puis fermer les cuisses afin que l'injection reste au moins 10 à 15 minutes dans le vagin et puisse arriver à la matrice.

On tend à considérer cette maladie comme locale, on la traite comme telle, et on n'obtient que des insuccès; la leucorrhée, entretenue par un état général ou une lésion locale, exige un traitement tout différent. Il faut surtout s'attacher à la cause, voilà pourquoi il est des cas où nous donnons l'eau à dose purgative, mais plus souvent à dose altérante.

Stérilité. — Les propriétés résolutives de l'eau de Niederbronn expliquent leur efficacité dans certains cas de stérilité.

La stérilité est susceptible de guérison. A toutes les stations minérales, on en voit des exemples; nous avons eu quelquefois l'occasion de le constater; mais elle ne guérit pas toujours; il faut, pour que nos eaux soient efficaces dans ce cas, qu'elles aient pour cause quelqu'une des affections dont la cure est opérée par elles.

Aux incrédules nous citerons les observations rapportées par M. Mistler (Gazette médicale de Strasbourg, 1851); on pourra employer les moyens indiqués concurremment avec le traitement minéral, ou le leur faire suivre.

La stérilité est due ordinairement à un rétrécissement spasmodique ou organique du col de la matrice, à une excitation spéciale des ovaires, à un engorgement de la matrice, à une inclinaison vicieuse de cet organe, à l'absence des régles, à un état de faiblesse générale, etc.; indiquer ces causes, c'est indiquer les moyens de guérir la stérilité.

De la goutte.

Elle est caractérisée par de la douleur dans les articulations, notamment celles du pied, une tuméfaction chronique qui dégénère souvent en nodosités et concrétions tophacées; souvent il existe en même temps des dérangements dans la digestion, des obstructions dans le bas-ventre.

Elle se développe toujours chez les adultes, à la suite de la vie sédentaire, d'une alimentation riche, abondante, surtout composée de substances animales, de préférence dans les pays humides; elle est héréditaire. Nous ne parlerons pas des accès, ils ne sont pas du ressort de la médication minérale.

C'est contre la goutte chronique, irrégulière qu'on emploie surtout les eaux, quand elle est fixée dans certaines articulations, y a déjà produit des altérations permanentes, des nœuds, des concrétions autour des articulations, qui gênent les mouvements et les rendent quelquefois même impossibles.

Beaucoup de médecins ont cherché à prouver que la goutte et le rhumatisme ne sont qu'une même maladie. Il y a entre ces affections des différences trop grandes, trop constatées, pour que nous admettions cette fusion.

Les urines sont chargées, peu abondantes, le catharre de la vessie, la gravelle fréquents chez les goutteux.

Dans les concrétions, l'analyse chimique a démontré l'existence de sels, sourtout de l'urate de soude et de chaux.

La durée de la maladie se limite ordinairement à la durée de la vie du sujet qui en est atteint, mais elle n'est pas incompatible avec une longue existence.

On a beaucoup discuté sur la nature de la goutte ; des médecins qui font autorité dans la science hydrologique, comme Durand-Fardel, d'une part, la considèrent comme une anomalie de la nutrition, une direction vicieuse des principes azotés, qui, au lieu d'être éliminés par les voies ordinaires, s'accumulent dans l'économie, produisent la diathèse goutteuse, et se déposent dans certaines parties pour lesquelles elles ont une prédilection marquée.

M. Petit, d'autre part, y voit une surabondance d'acides, d'acide urique surtout, qui, se développant outre mesure et n'étant pas assez promptement éliminés, deviennent la cause des accès de goutte et des accidents ultérieurs.

Malgré cela, les partisans de l'une et l'autre théorie aboutissent à un traitement identique, avec quelques légères variantes provenant des idées qu'on se fait de la nature de la maladie. Il faut le reconnaître, et même avec des idées préconçues, n'importe où en réside la cause, il se produit une diathèse ; il y a dans le corps un principe étranger qui n'est pas éliminé. Le traitement employé dans l'une et l'autre théorie a pour résultat de régulariser un vice de nutrition, d'assimilation, de tendance acide, des fonctions de la peau et des voies urinaires, et surtout *d'éliminer*.

Or, les eaux de Niederbronn possèdent toutes ces propriétés ; elles ont au plus haut degré le pouvoir de régulariser la digestion, de favoriser l'assimilation ; par les sels alcalins, elles neutralisent la tendance à l'acidité des humeurs, elles *éliminent* par les selles, par les voies urinaires ; et, sans nous prononcer pour tel ou tel système, nous dirons que la nature profite de ce mouvement moléculaire résultant de l'élimination et de l'absorption, pour régulariser ce qu'il y a de vicieux en elle. Les tumeurs goutteuses se résorbent par le même mécanisme que toute autre tumeur, sans qu'il y ait pour cela spécificité dans la médication ; on rend au sang son état normal, on empêche les graviers d'acide urique de se former dans les reins.

Dans la goutte, la gravelle, les rhumatismes chroniques, il y a prédominance d'acides. Les expériences qu'a faites M. Pettréquin avec le silicate de soude, l'ont amené à constater que les urines devenaient alcalines, même plus que les eaux de St-Galmier qui sont alcalines. Comme nos eaux contiennent de la silice, ce corps doit jouer un rôle dans ces maladies.

La manifestation goutteuse étant diathérique, sera rarement guérie complétement par nos eaux, pas plus que par aucune autre ; mais il y aura lieu d'espérer presque toujours que les accès deviendront plus rares et moins intenses, les déformations moindres, et par suite les mouvements des articulations et la marche plus faciles.

Pour modérer la tendance qu'a cette maladie à prendre de l'extension, une seule saison sera insuffisante dans la majorité des cas ; l'innocuité de nos eaux en permettra l'emploi répété chaque année, et de la persévérance amènera souvent des résultats inattendus. Qu'on ne croie cependant pas guérir la goutte en prenant le plus d'eau possible et le plus longtemps possible. Suivre cette voie, ce serait s'exposer à des conséquences plus graves que la maladie elle-même.

Un résultat curieux, c'est que les médicaments qui ont eu le plus de vogue pour combattre cette affection sont des purgatifs portant les noms de colchique, vératrine, pilules de Lartigue, etc.

Aux personnes chez lesquelles l'estomac présente un trouble apparent de la digestion, on pourra faire prendre l'eau à dose purgative. Quand cet organe est intact, on doit se contenter de la méthode altérante.

Les bains chauds, les douches seront utiles, quand les grandes articulations sont compromises.

La durée de la saison sera de 4 à 6 semaines.

Mais tout cela serait sans résultats, si on ne cherchait

pas à éloigner les causes qui ont produit ou entretenu la goutte, en se livrant à l'exercice au grand air, en évitant les excès, l'humidité, en favorisant toutes les sécrétions

Du rhumatisme.

C'est une maladie greffée sur une constitution qui y prédispose, qui est favorable à son développement, comme les tempéraments lymphatiques. Chez les personnes nerveuses il est plus mobile; dans certains cas il coexiste avec une altération du tube digestif; dès qu'on rétablit ses fonctions, le rhumatisme guérit.

Le rhumatisme peut affecter les *articulations*; quand la contraction musculaire est douloureuse, le rhumatisme est *musculaire*. Il peut siéger dans l'enveloppe du crâne, dans le dos, les lombes (reins), les muscles des côtes, de l'abdomen, de l'épaule, des membres.

Il est caractérisé par de la douleur dans la partie musculeuse, membraneuse, qui en est le siége, avec gonflement du tissu cellulaire environnant. Il se fixe de préférence dans le voisinage des articulations. Quand il est léger, il y a douleur sans gonflement; quand il est intense, les articulations se gonflent et gênent les mouvements, il peut aller jusqu'à les rendre impossibles.

Il est *fixe* quand il demeure à la même place, *errant* quand il se transporte d'un point à un autre.

Il y a une variété de rhumatisme qui produit des déformations presque analogues à celles de la goutte.

En général, cette maladie est produite par une suppression de la sueur, de la transpiration gazeuse insensible, voie par laquelle l'organisme se débarrasse du tiers au moins des matières altérées; par les vêtements légers, les climats humides.

L'origine du mal nous indique les moyens de guérison; il faut activer les sécrétions, notamment celle de la peau. De tout temps on a employé les purgatifs, les diurétiques, les fondants comme l'iodure de potassium, le bicarbonate de soude, le borate de potasse, le phosphate d'ammoniaque, etc., qui n'ont pas de propriétés spécifiques, mais qui agissent par leurs propriétés dissolvantes.

Les eaux de Niederbronn agissent de la même manière; on les donne à dose purgative, si le malade peut les supporter. Ce n'est pas indispensable, et dans la majorité des cas on pourra se contenter de les administrer à faible dose.

L'emploi des bains sera surtout utile; car ils activent les fonctions de la peau. Il faut les rendre excitants et les prendre à une température de 35 à 36°. Pour augmenter encore leurs propriétés excitantes, on peut y ajouter 1 à 2 kilogrammes de sel marin. Quand on ne peut pas compter sur l'activité de la peau, il faut surtout insister sur la méthode évacuante, car c'est un mal opiniâtre et difficile à guérir.

Des saignées locales, des ventouses sont utiles dans le rhumatisme musculaire surtout. Il faudra y ajouter les frictions avec de la flanelle, le massage, les douches.

L'importance que nous avons donnée aux causes de cette affection fait comprendre quelles précautions il faut prendre pour éviter l'humidité, pour aider les fonctions de la peau.

Anciennes entorses, raideur des articulations, etc.

Il est une foule de personnes qui, à la suite de rhumatisme articulaire, d'inflammation d'une articulation, d'entorse, de fracture dans le voisinage d'une articulation, conservent de la raideur dans un membre; les mouvements sont gênés et souvent très-douloureux.

Les bains chauds, tièdes et prolongés, les douches, les frictions, le massage, sont d'excellents moyens pour rendre à l'articulation sa souplesse primitive. Quand l'état général n'est pas sain, dans les constitutions molles, scrofuleuses, on fait bien de donner l'eau à dose altérante.

Observation. — Mlle H..., de Mommenheim, fut atteinte d'une entorse au pied gauche à l'âge ne neuf ans. Cette personne était lymphatique, l'articulation se gonfla, il se forma des abcès qui se transformèrent en fistules s'ouvrant et se fermant de temps à autre, les mouvements étaient impossibles, la marche encore moins, les souffrances continuelles ; la jambe malade, ne suivant pas la croissance de l'autre, resta plus courte. Son état s'aggravait à tel point que son médecin, ayant épuisé tous les remèdes, proposa l'amputation.

Mlle H..., effrayée, vint, après *onze ans* de souffrances, demander du soulagement aux eaux de Niederbronn. Nous lui conseillâmes des bains tièdes prolongés, des douches chaudes, des frictions répétées avec un tissu de laine, de légers mouvements imprimés à l'articulation, trois verres d'eau minérale chaque matin.

Après trois semaines de traitement, les fistules se fermèrent pour ne plus s'ouvrir, le gonflement diminua, la marche devint de plus en plus facile, la malade reprit des forces et de l'embonpoint, son teint se colora ; si bien qu'elle quitta Niederbronn marchant aisément, sans difformité apparente, après avoir pris la précaution de mettre au soulier de la jambe plus courte une semelle très-épaisse.

Maladies de l'encéphale.

CONGESTION CÉRÉBRALE, APOPLEXIE, PARALYSIE.

La congestion cérébrale résulte de la pléthore, d'un afflux trop considérable de sang vers le cerveau ; elle a les plus grands rapports avec la pléthore, les causes qui la produisent sont les mêmes, le traitement identique. Mais, les accidents produits par la congestion une fois calmés, il ne faut pas pour cela que le malade se croie guéri. S'il persévère dans ses anciennes habitudes, l'apoplexie surviendra tôt ou tard.

M. Durand-Fardel a fait voir, dans son traité des maladies des vieillards, le lien qui unit la congestion cérébrale, le ramollissement et l'hémorrhagie. Il démontre que la congestion est le premier degré du ramollissement et de l'infiltration sanguine, et que celle-ci mène à l'hémorrhagie. Leurs symptômes peuvent être semblables, produire la paralysie. Il y a quelquefois ramollissement sans congestion.

Quand la congestion cérébrale est portée trop loin, il y a rupture des parois vasculaires, hémorrhagie cérébrale; il se produit une paralysie du mouvement et du sentiment, soit de l'un d'eux.

La paralysie occupe le plus souvent une moitié du corps, le bras et la jambe d'un côté (hémiplégie); très-souvent les membres inférieurs (paraplégie).

Dans les congestions cérébrales, chez les vieillards surtout, les purgatifs répétés sont le traitement le plus efficace, car on ne peut plus songer à leur tirer du sang chaque fois qu'on veut prévenir des accidents. Les sels alcalins diminuant la plasticité du sang, diminuent la tendance à la congestion et à l'apoplexie produites par la pléthore, conséquence d'un grand épaississement du fluide sanguin.

On a admis une apoplexie gastrique qui survient lorsque l'estomac est surchargé. Il est de fait que ceux qui digèrent mal ont la tête lourde, il y a de nombreuses liaisons entre les fonctions de l'estomac et celles du cerveau; aussi l'action directe sur le sang sera aidée puissamment par l'action de l'eau sur l'estomac, par l'irritation dérivative qu'elle produit sur les intestins.

Ce n'est que quand les premiers accidents congestionnels sont dissipés qu'on peut entreprendre un traitement pour la paralysie; nos eaux ont l'avantage d'agir contre la paralysie, en activant la résorption du noyau de sang épanché dans le cerveau, en rétablissant l'activité nerveuse dans les parties privées de mouvement ou de sensibilité, en même temps en s'attaquant à la cause la plus ordinaire de la paralysie : les congestions de sang vers la tête.

Les apoplectiques prendront les bains avec la plus grande réserve, des demi-bains tièdes de peu de durée, en mettant de l'eau froide sur la tête pendant la durée du bain.

On pourra, quand elles ne produisent pas trop d'excitation, donner des douches sur les membres paralysés, jamais sur la tête, tout au plus sur la colonne vertébrale.

Nous conseillons fréquemment des bains de pieds irritants quand il y a des menaces de congestion; nous les modérons par de légères saignées, des sang-sues et principalement des ventouses.

Les apoplectiques éviteront l'influence directe du soleil. Un temps très-chaud n'est pas aussi favorable que les temps un peu frais; les mois de juin et septembre seront préférés.

Le malade devra se soumettre à un régime doux, sévère, à un exercice modéré, aux lois d'une hygiène bien ordonnée.

Dans la paraplégie, la marche incertaine, provenant d'une congestion ou irritation de la moëlle épinière, on obtiendra de bons effets de l'eau à dose purgative, des ventouses le long du dos, des douches sur les membres inférieurs, et quelquefois des bains tièdes.

Chaque année nous voyons arriver à Niederbronn de malheureux paralytiques, marchant avec des béquilles ou se faisant traîner dans une petite voiture; après trois à quatre semaines de traitement, la plupart d'entre eux jettent leurs béquilles, marchent, et renouvellent ainsi le miracle de l'Évangile.

Observation. — Un habitant d'une petite ville de Seine-et-Marne, M. K..., âgé de 42 ans, vint à Niederbronn

cinq mois après une attaque d'apoplexie qui avait para-
lysé l'œil gauche, le bras et la jambe gauches, la langue
était très lourde ; il parlait avec la plus grande difficulté.

On lui avait d'abord conseillé les bains, qui lui firent
le plus grand mal et augmentèrent les congestions, lorsque le malade réclama nos soins. Nous calmons d'abord
les accidents congestionnels par une légère saignée, deux
applications de ventouses ; puis nous ordonnons l'eau à
dose purgative, des douches sur les membres inférieurs ;
nous faisons cesser les bains. Après 25 jours de traitement, le malade quitta Niederbronn parfaitement guéri,
marchant sans canne, soulevant avec le bras malade les
corps les plus pesants aussi facilement qu'avec celui qui
était resté sain.

Maladies du système nerveux.

Les maladies nerveuses, quoique n'ayant quelquefois
en apparence aucun point de départ fixe, ne sont pas
toujours des maladies sans lésion organique. Elles viennent
souvent de ce que les fonctions d'un organe important
étant viciées, appauvrissent le sang, et, par contre-coup,
produisent les accidents nerveux les plus variés. Vouloir
les combattre seuls, c'est quatre-vingt-dix-neuf fois sur
cent faire fausse route.

Citons, pour exemple, les affections d'estomac, les
fleurs blanches ; ne permettant pas au sang de conserver
sa composition normale, par suite de son élaboration vicieuse et du peu de nourriture que se permettent les malades, il en résulte qu'il est affaibli et ne réagit plus avec
assez d'énergie sur le système nerveux ; de là ces lan-
gueurs, ces nerfs agacés, vapeurs, migraines, etc.

Souvent il suffit de rétablir les digestions pour faire
revenir le sang à sa composition normale. Alors tous ces
accidents disparaissent.

Les affections nerveuses sont produites par un climat
humide, une éducation efféminée, des habitudes vicieuses,

des fleurs blanches, des excès précoces, abus du thé et du café ; elles sont aussi, mais plus rarement, occasionnées par la pléthore.

C'est pourquoi la méthode tonique est si utile, des bains frais, un régime nourrissant, la vie au grand air, à la campagne, les voyages, les distractions.

1° Les bains dans les affections nerveuses sont le sédatif par excellence ;

2° Ils sont toniques, combattent la faiblesse qui les accompagne et presque toujours les entretient ;

3° Activent les fonctions de la peau, la rendent moins impressionnable.

Il faut en varier la température suivant le but que l'on se propose d'atteindre. C'est lorsqu'ils sont frais qu'ils ont le plus d'efficacité. Chauds, ils excitent trop et affaiblissent. On mitige leur composition en y ajoutant moitié ou un tiers d'eau de rivière.

Ce sont les affections nerveuses vagues, désignées sous le nom de vapeurs, dont les bains triomphent le plus facilement.

Dans la plupart des cas, nous ne permettrons l'eau en boisson qu'à la dose de 3 à 4 verres.

Quand la névralgie semble unie à un état inflammatoire, nous employons la méthode purgative, pourvu toutefois que le malade puisse la supporter.

Hypochondrie. — Les malades atteints de cette affection fréquentent toutes les eaux minérales, et beaucoup d'entre eux ne guérissent pas, parce qu'il y a malheureusement des médecins et des personnes étrangères à la médecine qui les traitent de malades imaginaires, ce qui ne signifie absolument rien ; car, du moment où ils sont malades, il faut chercher à les guérir, n'importe quelle est la cause de la maladie. Vouloir leur persuader qu'ils ne sont pas malades, c'est aggraver leur état et leur faire perdre l'espoir d'un retour à la santé. A un homme qui souffre et qui jouit de son bon sens pouvez-vous dire qu'il ne souffre pas ?

Qu'on ne se figure point trouver des hypochondriaques seulement dans les classes aisées; il s'en rencontre beaucoup parmi les gens de la campagne, et ce sont ceux de la pire espèce.

Si l'on se donne la peine de rechercher le point de départ des accidents nerveux qu'on étudie, on finit presque toujours par découvrir une maladie insidieuse, sans forme bien déterminée, une anémie, une pléthore, des altérations du tube digestif, hémorrhoïdes, engorgements du foie, palpitations de cœur, qui se présentent chez presque tous les hypochondriaques.

Il est de ces malades qui offrent l'aspect extérieur de la santé la plus parfaite. Ce sont surtout ceux-là qu'on traite de malades imaginaires; mais si l'on y regarde de près, à côté d'un sang dont la composition est normale, on observe une débilité nerveuse excessive.

Les hypochondriaques se plaignent presque tous de troubles dans le tube digestif. Ce qui les préoccupe surtout, ce sont les selles. C'est pourquoi les eaux de Niederbronn agissent sur eux d'une manière si favorable. Elles rétablissent les fonctions digestives, font cesser ces bouffées de chaleur, si désagréables pour ceux qui les éprouvent, et procurent des évacuations. Aussi faut-il chercher à les obtenir, et même les aider par des sels purgatifs, des lavements.

Le traitement moral doit occuper ici une large place. L'hypochondriaque, enlevé aux causes qui ont produit cette mélancolie, se voyant transporté au milieu d'une société nouvelle, animée, recherchant le plaisir, convaincu des bons effets qu'il a à attendre des eaux par les cures dont il est témoin, séduit d'une manière particulière par l'effet purgatif de nos eaux, perd peu à peu sa tristesse et finit par retrouver la santé. Sa guérison n'est pas toujours complète, mais il obtient le plus souvent une grande amélioration dans son état.

Observation. — M. J..., négociant, âgé de 57 ans,

d'une petite ville du département des Vosges , était atteint depuis près de deux ans d'une douleur assez intense
au-dessous du sein gauche, et revenant assez souvent
pour l'empêcher de se livrer à ses occupations. Son moral en était profondément affecté ; il se croyait atteint
d'une maladie de cœur dont, à ce qu'il disait, il ne gué-
rirait plus. Après un examen minutieux, je constatai que
ce n'était qu'une névralgie intercostale, je lui donnai
l'assurance que sa maladie était facile à guérir ; j'ordon-
nai des ventouses, des bains, l'eau en boisson, et le malade se rétablit complétement, plus par l'assurance que
je lui avais donnée qu'il n'était pas atteint d'une maladie
du cœur, que par l'effet des remèdes.

Aliénation mentale. — Quoiqu'il y ait dans chaque
département des établissements spéciaux affectés à cette
triste maladie, nous voyons chaque année à Niederbronn
quelques cas d'aliénation mentale, de délire partiel. Il
faut alors agir sur l'imagination des malades, car presque
toujours leurs idées ne sont faussées que sur un certain
nombre de points ; pour le reste, ils raisonnent comme
les personnes sensées.

Voilà pourquoi il convient avant tout d'étudier le caractère de ces personnes, leurs habitudes, les causes morales qui ont provoqué cet état ; il est impossible de
donner à ce sujet des préceptes rigoureux ; les indications varient à l'infini. Il faut que, d'un autre côté, le
médecin soit secondé par les personnes qui entourent le
malade. Si l'on ne peut pas remplir certaines indications,
le traitement court peu de chances de succès.

On emploiera, suivant les cas, les bains comme sédatifs, toniques, révulsifs, perturbateurs, jamais trop chauds
pour ne pas exciter ; on aura recours à l'application de
compresses froides sur la tête et on fera prendre l'eau à
dose purgative.

Hystérie. — La plupart des phénomènes qu'on observe
dans l'hystérie se passent dans le système génital et le
système digestif.

La constipation prédomine chez les hystériques ; elles sentent une boule qui remonte du bas-ventre, se fixe sur l'estomac, et quelquefois dans la gorge. D'autrefois il y a des dérangements de la menstruation, une lésion physique, une affection de la matrice ou des ovaires. Nous avons vu le professeur Schützenberger provoquer des attaques d'hystérie par la compression de l'ovaire ; les causes morales exercent ici une influence évidente.

Il faut diriger le traitement dans le sens qui semble être l'origine de la maladie. C'est le traitement tonique qui offre le plus de succès ; n'oublions jamais ce précepte : *Sanguis moderator nervorum, le sang est le régulateur des fonctions nerveuses.*

Les bains seront pris tièdes ; trop frais ou trop chauds, ils réveilleraient les douleurs et augmenteraient l'excitabilité.

Maladies de la peau.

Nous ne passerons pas en revue les différentes maladies de la peau capables d'être avantageusement modifiées par l'eau de Niederbronn, parce qu'elles ont toutes pour origine des causes qui leur sont communes et qu'elles réclament toutes le même traitement.

En effet, on peut dire que leur cause prochaine est une anomalie du travail de la nutrition de la peau, produite et entretenue le plus souvent par un état anormal du sang.

Aussi y a-t-il dans le traitement deux points capitaux :

1° Agir sur la peau qui est un des émonctoires les plus puissants de l'organisme ;

2° Corriger l'état des humeurs viciées ordinairement par l'hérédité, les scrofules, une alimentation mauvaise ou trop excitante.

Nous prescrivons donc l'eau à dose purgative, ce qui ôte au sang sa plasticité, agit sur sa composition par les sels, qui tous ont été employés avec succès dans les maladies de la peau, sels de chaux, de soude, de brôme, d'iode; l'arsenic a aussi des propriétés reconnues dans les maladies de la peau.

S'il y a une certaine faiblesse, nous ne donnons l'eau qu'à dose altérante.

Les bains tièdes prolongés et même chauds, si la maladie est ancienne, n'est pas trop irritée et si l'état du malade le permet, rétablissent les fonctions de la peau, agissent localement par leurs propriétés émollientes, par les substances salines en dissolution. On finit, de la sorte, par modifier et guérir ces affections. Celles qui sont amendées avec le plus de facilité sont : l'eczéma, l'urticaire, l'herpès, le psoriasis, le prurigo, etc.

Nous avons beaucoup à nous louer des bons effets des lotions d'eau minérale dans les dartres farineuses qui attaquent le visage.

Nous prescrivons un régime alimentaire doux, plus végétal et lacté qu'animal.

Miliaire chronique, sueurs exagérées, suette. — Nous ferons une mention spéciale pour la miliaire, parce que c'est une maladie toute moderne, connue dans peu de départements français, et spécialement répandue en Alsace, dont les habitants viennent en grand nombre chaque année demander un soulagement à ces sueurs exagérées.

La miliaire se montre surtout à la suite de couches, et résulte de l'usage où l'on est de couvrir les accouchées de montagnes de plumes et de prodiguer les boissons sudorifiques.

Elle a une durée fort longue, intermittente, et laisse dans la peau une disposition à se reproduire sans cesse. Les sueurs qui accompagnent son apparition, l'irritation nerveuse qu'elle produit, les démangeaisons de la peau, la sensibilité des personnes à la moindre variation de la température, en font une maladie qui tourmente et affaiblit singulièrement les personnes qui en sont atteintes.

Aussi, le traitement principal consiste-t-il à modifier l'état de la peau, par les moyens hygiéniques aussi bien que par les moyens thérapeutiques.

Autrefois, les médecins croyaient qu'il fallait favoriser ces transpirations pour aider la nature, et c'est encore aujourd'hui une opinion répandue parmi les gens du monde; car, naturellement, les personnes étrangères à la médecine font jouer le plus grand rôle aux humeurs. C'est une pratique funeste qui ne fait qu'entretenir la maladie et même l'augmenter, tout en affaiblissant le malade.

Aussi leur recommandons-nous de se maintenir dans une température modérée, d'éviter de s'exposer à une chaleur trop forte tout aussi bien qu'au froid. Il faut modérer la sueur sans chercher à la supprimer, suivre un régime rafraîchissant, laisser de côté les boissons échauffantes.

Nous administrons surtout les bains tièdes dans ces sortes de cas; nous faisons faire dans le bain des frictions avec du savon vert, du savon camphré; le soir, des lotions vinaigrées avec moitié eau et moitié vinaigre. Dès que l'éruption devient trop forte, nous prescrivons la suspension des bains.

Nous ne permettons la boisson minérale qu'à la dose de 3 à 4 verres au plus.

Maladies des poumons.

Chez les personnes lymphatiques, molles, nerveuses, disposées aux affections catarrhales, le traitement minéral est souvent utile en modifiant la constitution, concurremment avec l'air sec de la campagne.

Il diminue souvent l'expectoration, la tendance à la congestion, l'irritation des vieux catarrhes.

Quand il y a en même temps asthme, la bronchite est rarement améliorée, quelquefois même l'asthme est aggravé. Souvent on n'observe une amélioration qu'après la cure.

On doit choisir pour le traitement l'époque la plus chaude de l'année, du 15 juillet au 15 août, prendre de l'exercice au grand air pendant le milieu de la journée, éviter l'air du matin et du soir quand il est frais ou humide.

Dans la prédisposition à la phthisie pulmonaire nous tentons rarement la cure ; quand elle est confirmée, jamais. Combien il nous est pénible de renvoyer de ces pauvres phthisiques ayant épuisé toutes les ressources de la médecine, de leur ôter leur dernier espoir, et leur faire comprendre pour ainsi dire par là que pour eux il n'y a plus de remède ! Mais c'est pour nous un devoir, et quoi qu'il nous en coûte, nous savons nous y conformer.